はじめに

1〜2ヵ月間の血糖値の推移を示す検査値「ヘモグロビンA1c」の高い高血糖の状態が続くと、糖尿病網膜症・糖尿病性腎《じん》症・糖尿病神経障害という三大合併症をはじめ、脳梗塞《こうそく》・脳出血、心筋梗塞といった怖い合併症を招くことは、みなさんもよくご存じでしょう。

こうした合併症を防ぐには、薬だけに頼らず、食生活の見直しや日常的な運動によってヘモグロビンA1cをできるだけ正常範囲に保つ、日々の血糖コントロールが重要であることはいうまでもありません。このように糖尿病治療の基本は、食事療法・運動療法・薬物療法の三つです。

これらのうち最も重要なのが、運動療法だと私は考えています。

運動を行えば、

- ふだん運動不足ぎみで衰えていた太ももやおなかなどの筋肉が強化され、血糖（血液中のブドウ糖）がエネルギーとしてどんどん消費される
- 太りぎみの人は体脂肪が落ち、インスリンという血糖値を低下させるホルモンの働きが改善する（インスリンの効きがよくなる）
- インスリン不足で血糖値が高い人も、筋肉に血糖がどんどん取り込まれ、血糖

ヘモグロビンA1cがみるみる下がる！

外出時の運動 筋トレ歩き

くわしいやり方は 66ページへGO!

ゆっくり歩き（3分間）と速歩き（1分間）をくり返すだけ！

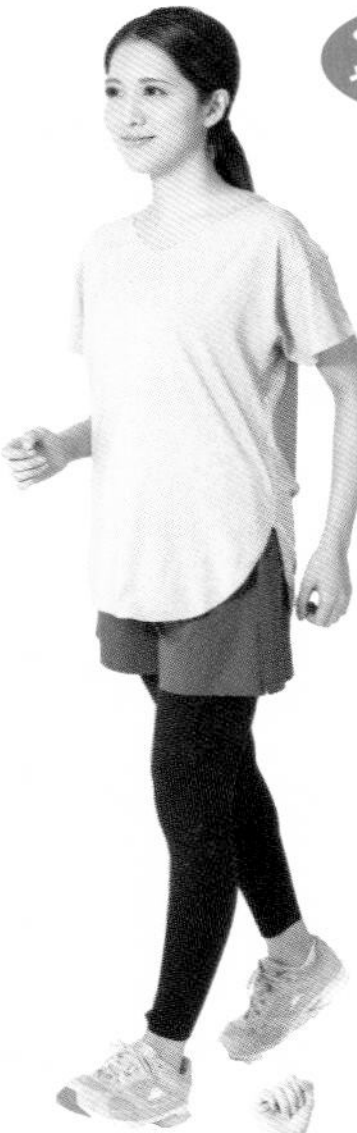

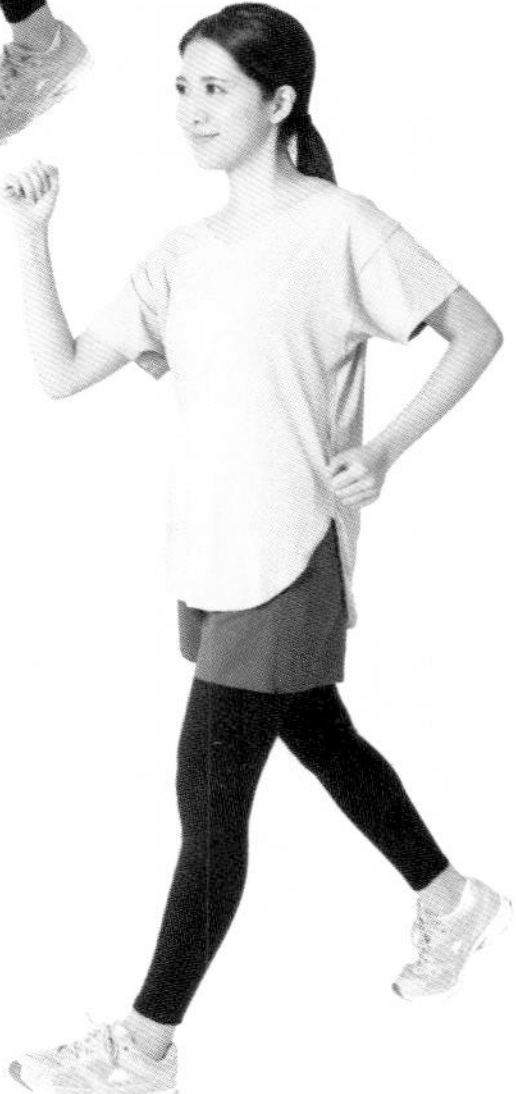

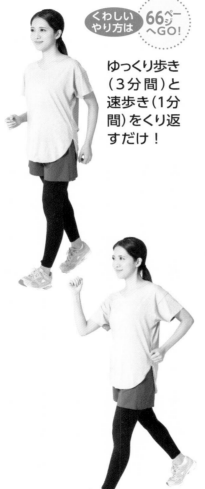

在宅時の運動 2歩1呼吸歩き

くわしいやり方は 52ページへGO!

1歩踏み出すごとに腰を落とすことをくり返しながら歩くだけ！

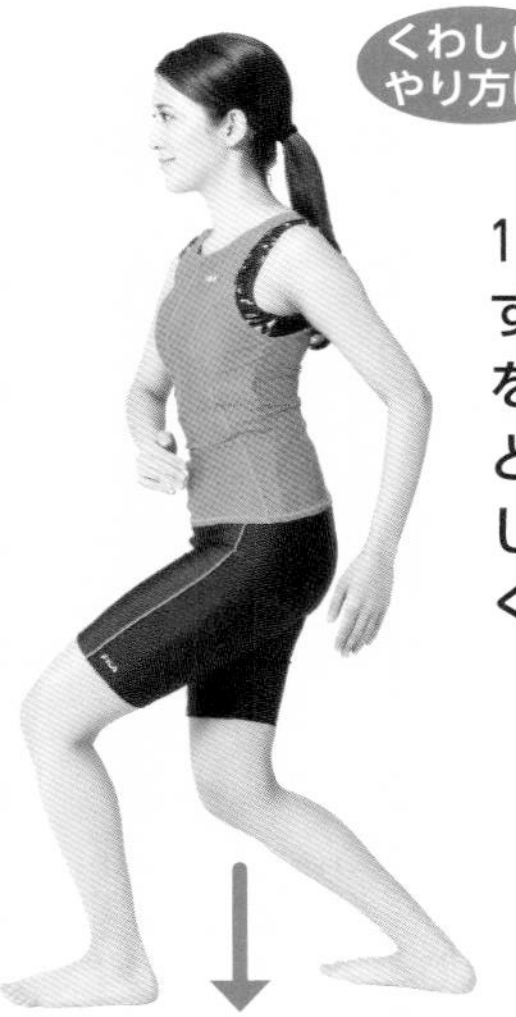

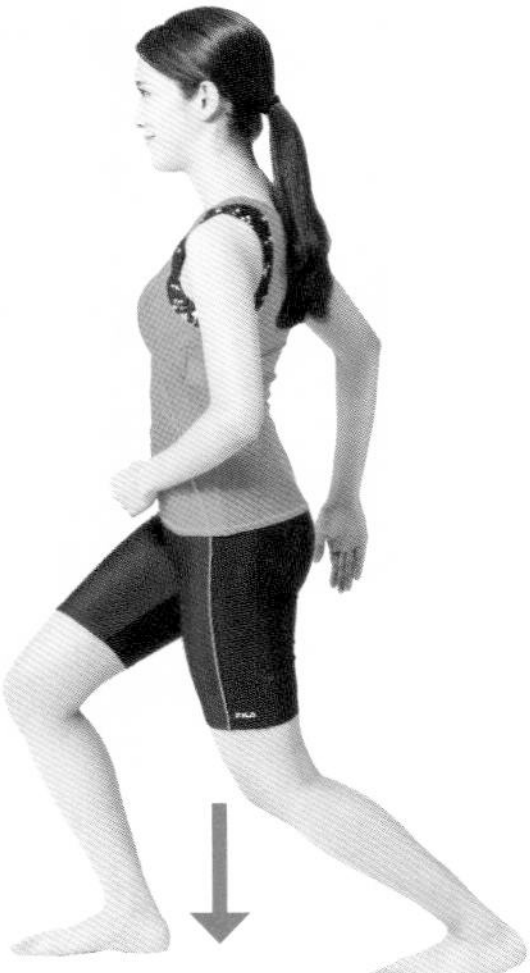

あなたに最適の「１分体操」一覧②

糖尿病体質を改善する「らくらく筋トレ」８種

らくらく筋トレ① 寝たまま腹式呼吸

くわしいやり方は76ページへGO!

おなかをへこませ、「１、２、３…」と声に出して数をかぞえながら５秒間キープ！

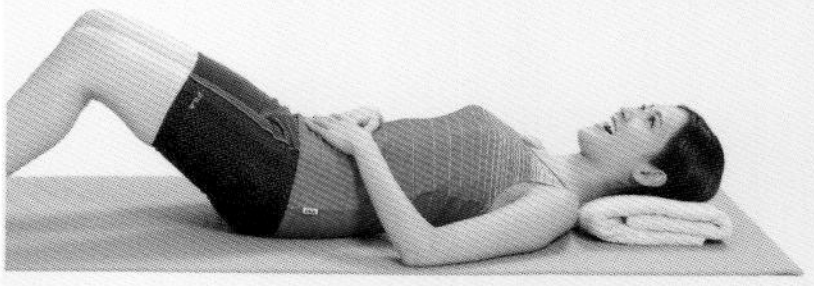

らくらく筋トレ② 寝たまま足上げ

くわしいやり方は78ページへGO!

おなかをへこませ、イスから足を離して５秒間キープ！

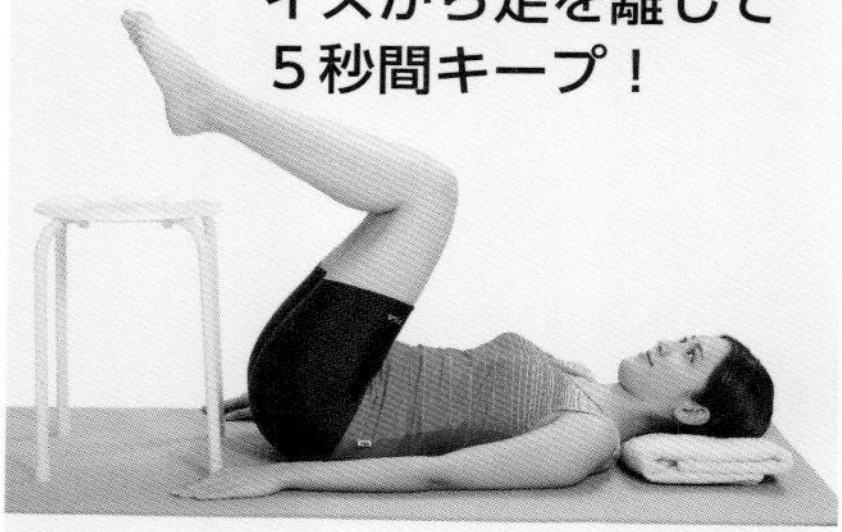

らくらく筋トレ③ 背中ブリッジ

くわしいやり方は86ページへGO!

お尻を上げ、両ひざをくっつけて５秒間キープ！

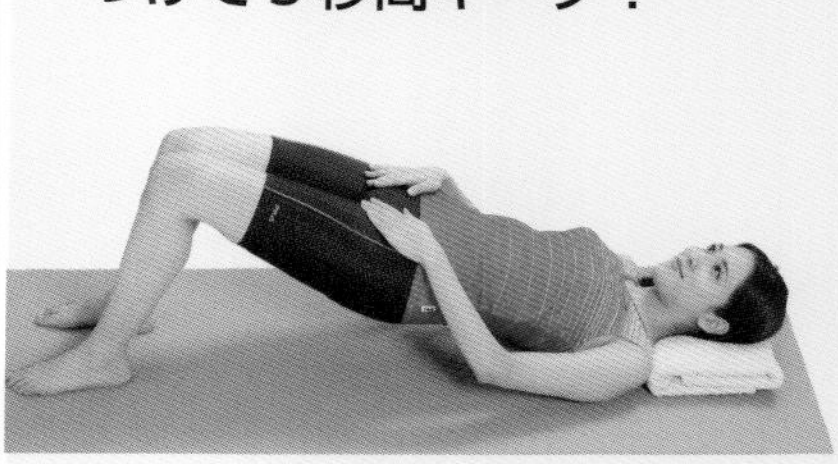

らくらく筋トレ④ ひじつけ腰上げ

くわしいやり方は88ページへGO!

腰と両足（ひざから下）を上げ、５秒間キープ！

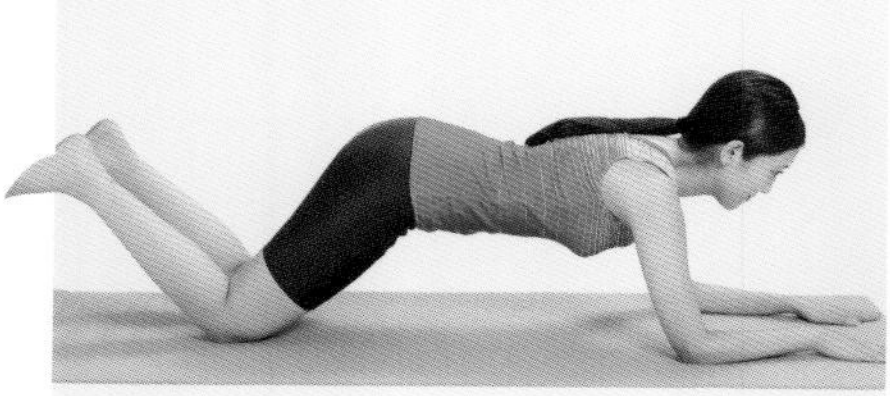

ヘモグロビンA1cがみるみる下がる！

※８種すべてを行う必要はない。自分に合った筋トレを２～３種選んで行えばOK！
週２～３日行うだけでも十分！

らくらく筋トレ⑤ ひざ立ち腕上げ

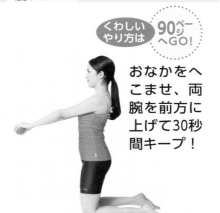

くわしいやり方は90ページへGO!

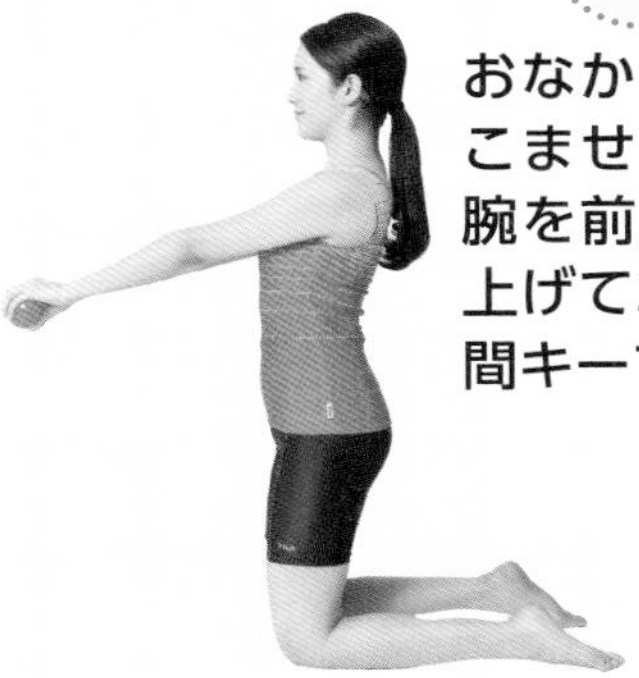

おなかをへこませ、両腕を前方に上げて30秒間キープ！

らくらく筋トレ⑥ 5センチ歩き

くわしいやり方は92ページへGO!

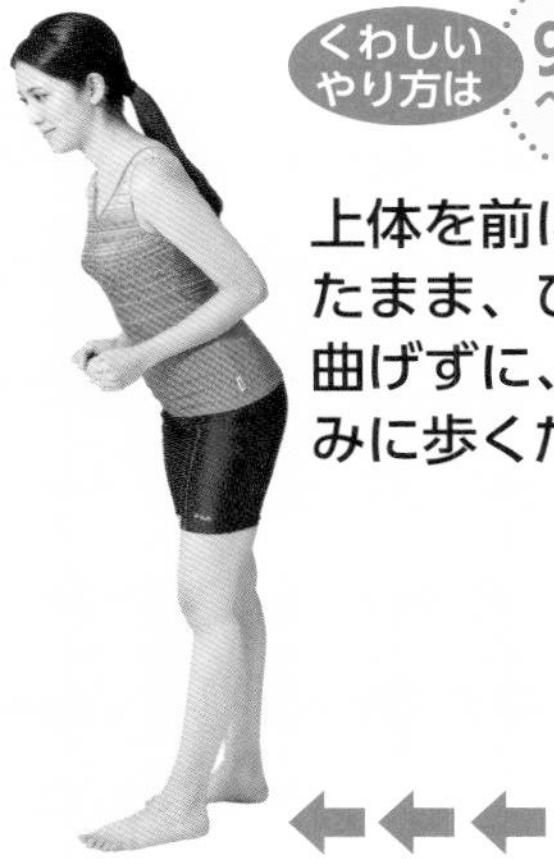

上体を前に倒したまま、ひざを曲げずに、小刻みに歩くだけ！

らくらく筋トレ⑦ 直立かかと上げ

くわしいやり方は94ページへGO!

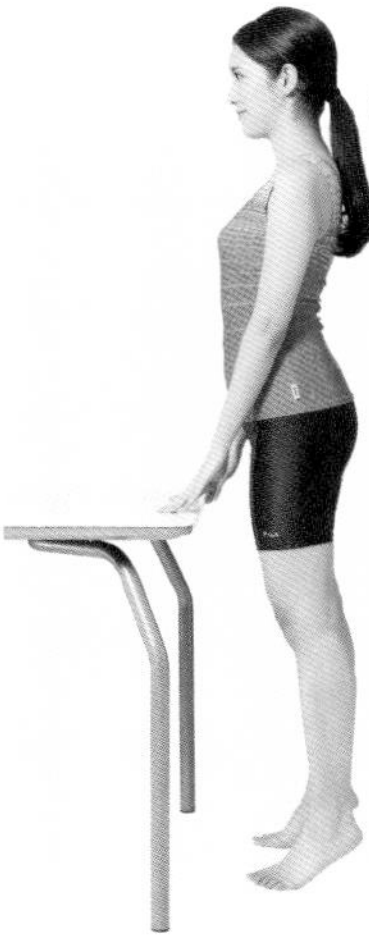

まっすぐに立ち、かかとを上げて５秒間キープするだけ！

らくらく筋トレ⑧ ひざ曲げかかと上げ

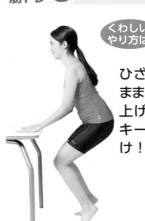

くわしいやり方は96ページへGO!

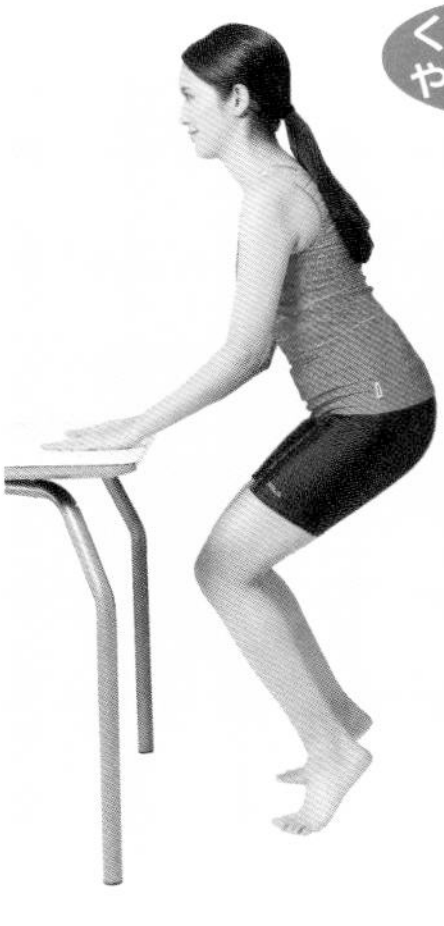

ひざを曲げたまま、かかとを上げて5秒間キープするだけ！

目次

2 はじめに　名古屋大学名誉教授　日本糖尿病学会名誉会員　**佐藤祐造**

6 **ヘモグロビンA1cがみるみる下がる！あなたに最適の「1分体操」一覧**

第1章
最新情報① **下がりにくいヘモグロビンA1cは運動で下げるが正解！インスリン不足の人も効きの悪い人も運動で下がると糖尿病学会が太鼓判**　名古屋大学名誉教授　**佐藤祐造**　15

16 糖尿病治療の柱は食事療法と運動療法だが、運動指導を受けても実践していない患者さんが大半
18 注意！糖尿病専門医以外の内科医の大半が運動指導を行っていない現状に日本糖尿病学会が警鐘
20 運動療法が不足している主な理由は「薬や食事療法への過信」と「運動効果への理解不足」
22 運動療法を行えば血糖降下ホルモン「インスリン」の効きが改善し、ヘモグロビンA1cが低下する
24 ヘモグロビンA1cを下げる急所は血糖を燃焼させる筋肉で、筋肉を増やす運動は食事並みに重要
26 運動療法は「家でじっとしている時間」を減らすだけでもOKで、ヘモグロビンA1cは下がりだす

第2章
最新情報② **運動こそ体内の血糖除去物質を活性化して血糖値を下げる特効薬と判明！1型糖尿病にも有効で、新型コロナ重症化も合併症も回避**　京都府立医科大学客員講師　**梶山靜夫**　29

30 運動でヘモグロビンA1cが低下すれば糖尿病の合併症・死亡リスクも激減すると専門医が太鼓判
32 新型コロナウイルス感染による重症化リスクも、運動でヘモグロビンA1cを下げれば大幅に低下
34 運動はインスリンの効きを高めるばかりか血糖除去物質「グルット4」を活性化して糖の燃焼を促す
36 1型糖尿病の人にも運動療法は極めて有効で、つらいインスリンの自己注射から解放された人もいる

第1章

下がりにくいヘモグロビンA1cは運動で下げるが正解！インスリン不足の人も効きの悪い人も運動で下がると糖尿病学会が太鼓判

名古屋大学名誉教授
日本糖尿病学会名誉会員
佐藤祐造

糖尿病治療の柱は食事療法と運動療法だが、運動指導を受けても実践していない患者さんが大半

糖尿病の治療では、血糖値を正常範囲内にコントロールすることが大切です。多くの場合は血糖降下薬の服用が必要になり、重症の患者さんはインスリン注射を打たなければなりませんが、**血糖コントロールの基本となるのは「食事療法」と「運動療法」です。** 特に、日本では、食べすぎや運動不足などが原因で発症する2型糖尿病の人が大部分を占めており、食事の適正化とともに運動の継続的な実施は欠かせません。

ところが、**運動療法は、食事療法に比べてあまり積極的に指導されていないというアンバランスな状態にあります。**

1965年に日本糖尿病学会が「糖尿病食事療法のための食品交換表」を編集・発刊したこともあり、以前から食事療法は糖尿病の治療で積極的に指導されてきました。また、食事療法を指導された患者さんの多くは、自分自身の乱れた食生活に問題があることを自覚していて、熱心に取り組んでいます。

食事指導・運動指導の実施状況

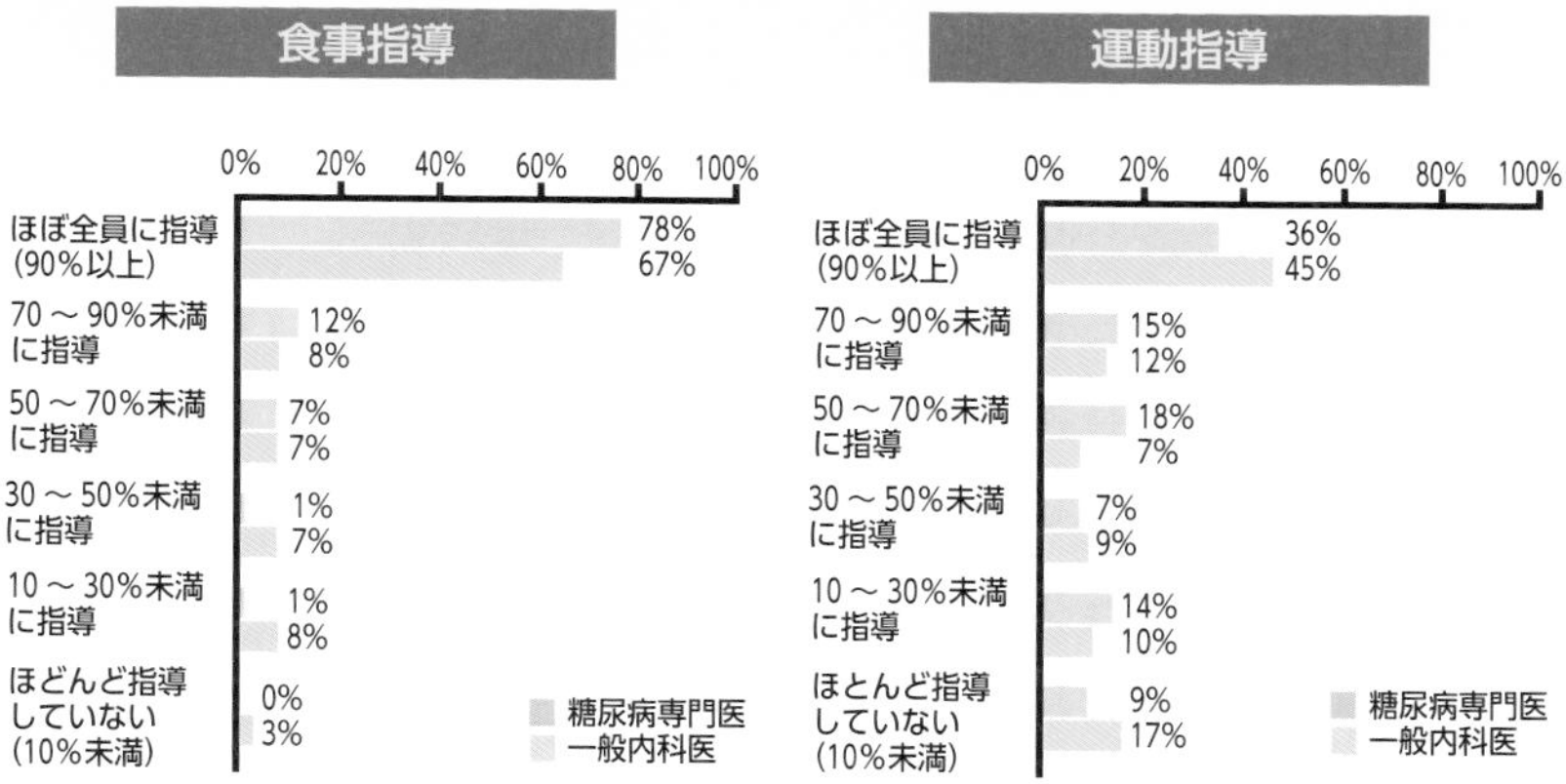

「佐藤祐造、曽根博仁・他：委員会報告　わが国における糖尿病運動療法の実施状況（第1報）一医師側への質問紙全国調査成績一. 糖尿病, 58：568～575. 2015」より引用・改変

上の表は、初診患者に対する実施状況。食事指導はほぼ全員に67～78%が行っているが、運動指導は45%以下となっている。

一方、運動療法は、食事療法に比べて十分に実施されているとはいえません。

上のグラフは、日本糖尿病学会の運動療法委員会（18ページ参照）が行った調査結果です。これによると、**食事療法は一般内科医・専門医の67〜78％が初診患者さんのほぼ全員に指導していますが、運動療法は45％以下にすぎません。**

また、運動療法委員会の別の調査によると、運動療法の指導を受けて実践している人の割合は52％と約半数にとどまっています。

食事療法と運動療法は車の両輪で、セットで行うことが大切です。運動療法が抜け落ちていたのでは、血糖コントロールは思うようにいかないでしょう。

注意！糖尿病専門医以外の内科医の大半が運動指導を行っていない現状に日本糖尿病学会が警鐘

糖尿病専門医である私は、食事療法に比べて運動療法が十分に実施されていない現状に疑問を感じていました。そこで**私は、運動療法について全国調査を行うことを提案し、日本糖尿病学会に「糖尿病運動療法・運動処方確立のための学術調査研究委員会」（運動療法委員会）が設置されることになった**のです。

私たちが、専門医・一般内科医に対するアンケート調査や、糖尿病患者に対するアンケート調査を実施した結果、さまざまなことが明らかになっています。

一般内科医・専門医に対するアンケート調査によると、前の記事で述べたように、運動療法が初診の患者さん全員に指導されている割合は45％以下でした。このように**運動療法の指導があまり実施されていない大きな理由として、医療現場で指導内容が十分にシステム化されていないことがあげられるでしょう。**

左㌻のグラフをご覧ください。これは、食事療法・運動療法がシステム化されているかどうかを調べたアンケート調査の結果です。これによると、**一般内科医・**

食事療法・運動療法はシステム化されているか？

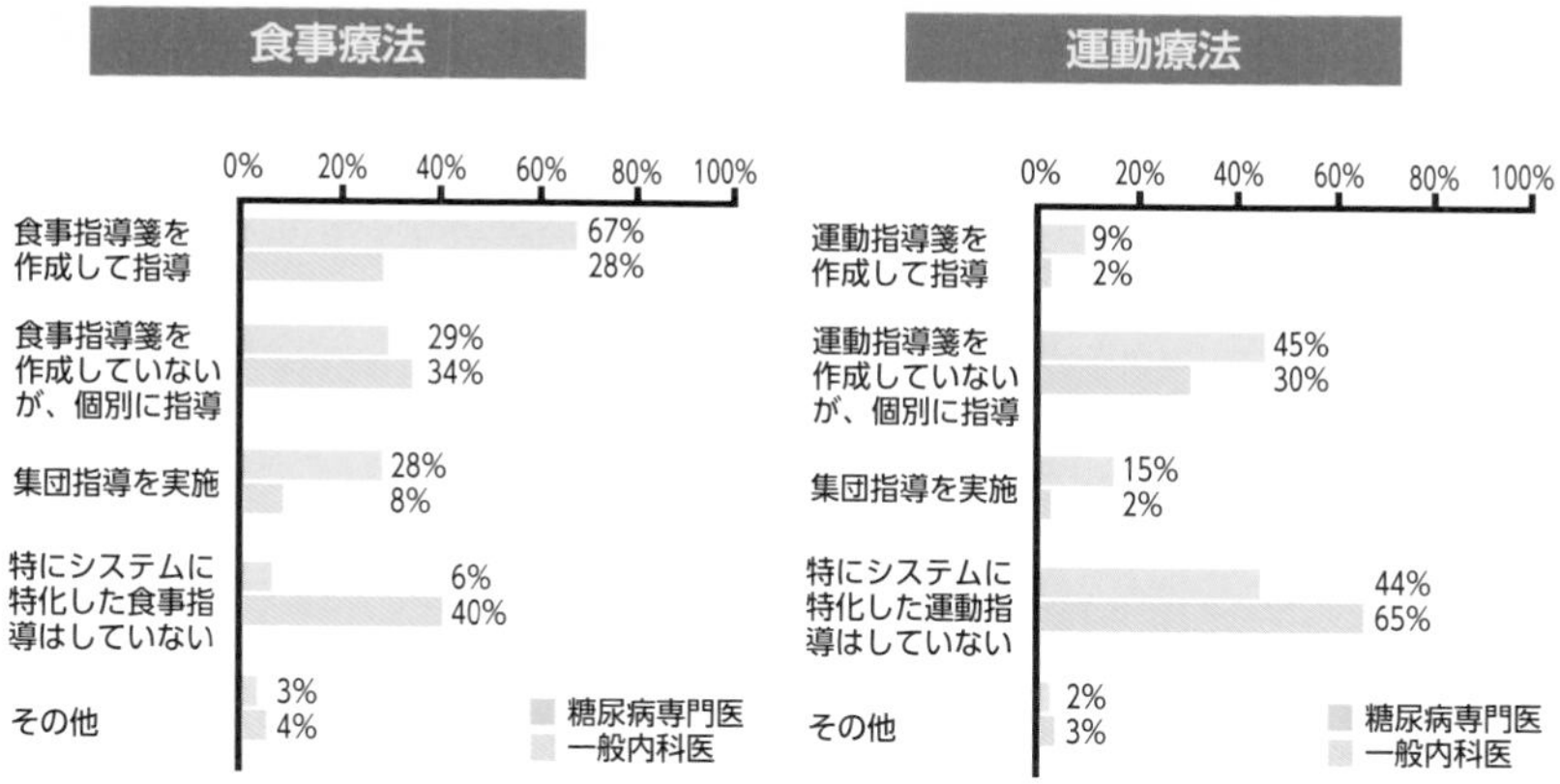

「佐藤祐造、曽根博仁・他：委員会報告　わが国における糖尿病運動療法の実施状況（第1報）一医師側への質問紙全国調査成績一. 糖尿病, 58：568〜575. 2015」より引用・改変

専門医の67％は食事指導箋を作成するが、運動指導箋を作成する専門医は９％にすぎない。現状、システム化は不十分と考えられる。

専門医が食事指導箋《せん》を作成している割合は28〜67％でしたが、運動指導箋を作成している割合はわずか2〜9％でした。

また同調査の結果では、個別に運動療法の指導を行っている割合は30〜45％、システム化した運動療法を指導していない割合は44〜65％となっています。つまり、実施は3分の1〜半分程度となっているわけですが、運動療法の指導を行うか否かについては、個々の医師の裁量に委ねられています。

日本糖尿病学会では、こうした現状を強く懸念しており、運動療法委員会のメンバーが中心になって『糖尿病運動療法指導マニュアル』を刊行するなど、啓蒙《けいもう》活動に取り組んでいます。

運動療法が不足している主な理由は「薬や食事療法への過信」と「運動効果への理解不足」

多くの医師は、適正な血糖コントロールには食事療法と運動療法の併用が重要であることを理解しています。にもかかわらず、運動療法が普及しないことには、さまざまな理由が考えられます。

日本糖尿病学会の運動療法委員会は、糖尿病の治療を行っている医師（初診時に運動療法を70％以上の患者さんに指導する高頻度群、50％未満の患者さんに指導する低頻度群に分けて集計）を対象に、運動療法を実施するうえで障害となる問題点をアンケート調査しました。その結果が左ページのグラフです。

これによると、問題点の上位は、「指導に十分な時間が取れない」「診療報酬に反映しない」「適切な運動指導者がいない」となっています。

実は、糖尿病の運動療法の指導には、医療保険制度における診療報酬の点数が設定されていません。ほかの項目で算定することもできますが、実際はサービスとして行われていることが多く、積極的に時間を割く医師は少ないのです。

運動療法を実施するうえでの問題点（医師の意見）

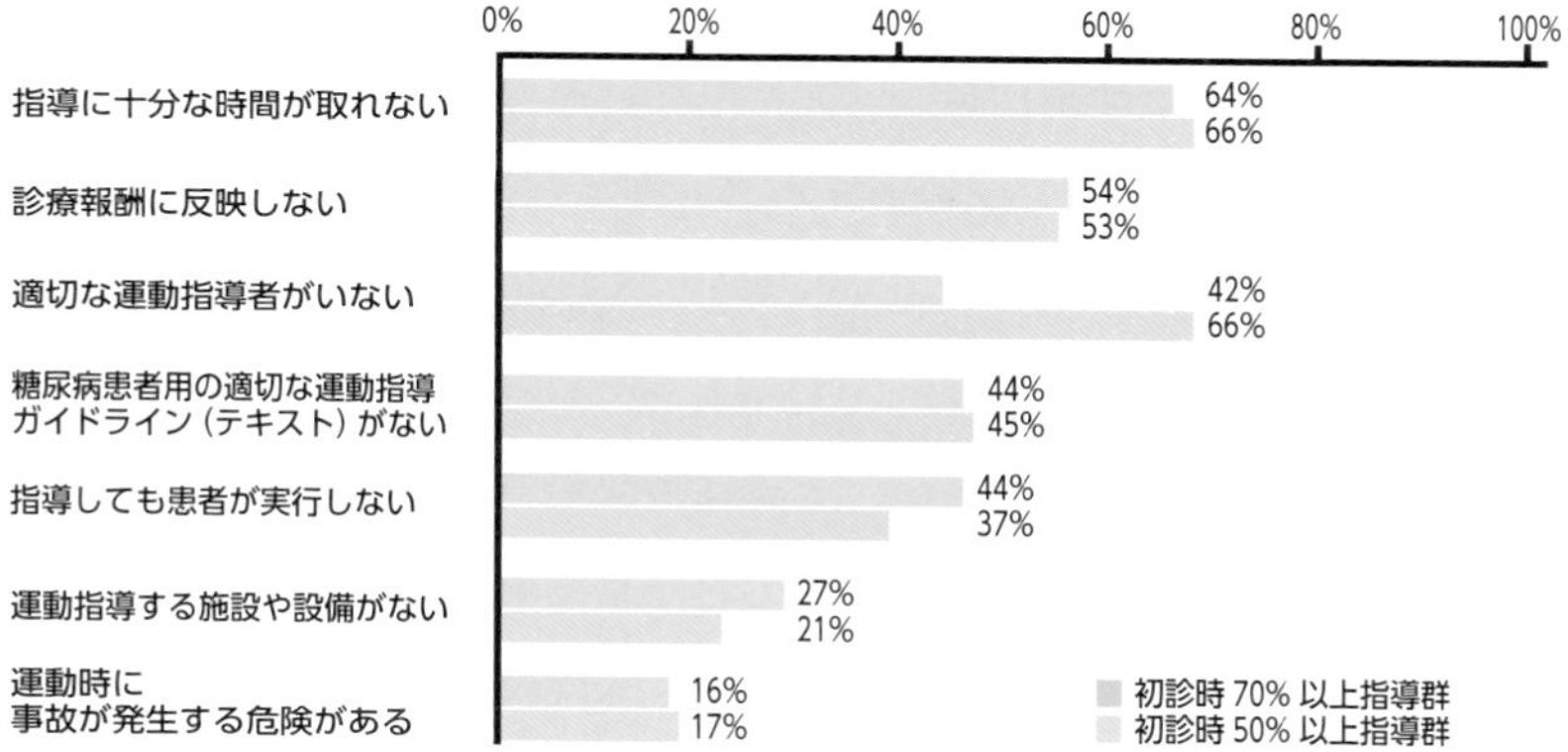

「Sato, Y., Kondo, K. et al.：Situation of exercise therapy for patients with diabetes melitus in Japan—a nationwide survey. Diabetology int, 3：86〜91, 2012.」より引用・改変

糖尿病の運動療法には、診療報酬の点数が設定されていない。そのため採算に合わず、指導者の確保、運動施設の整備も進まない。

また、診療報酬の点数が設定されている薬物療法・食事療法の指導を行えば、それなりに血糖値を抑えられることも事実。運動療法を併用したほうが投薬量を減らせたり血糖コントロールがうまくいったりするのに、医療保険制度上の問題でそれがさけられているのは残念な話です。

さらに、**運動指導を受けた患者さんが、めんどうくさがってやりたがらないことも課題といえます。その主な理由は、「時間がない」「やる気がわかない」「効果について理解不足」などです。**患者さんが運動療法の効果を正しく理解し、やる気を高めることが重要といえるでしょう。

運動療法を行えば**血糖降下ホルモン「インスリン」**の効きが改善し、ヘモグロビンA1Cが低下する

では、なぜ運動療法を行うと血糖値が低レベルで安定する効果が期待できるのでしょうか。それは、体を動かすことで「インスリン」（血糖の調節をするホルモン）の働きが改善し、血糖の消費がスムーズに進むようになるからです。

インスリンは、すい臓のランゲルハンス島という部位にあるβ《ベータ》細胞で作られ、食後に血糖値が上昇したときに分泌《ぶんぴつ》されます。すると、インスリンは、血液中のブドウ糖を肝臓や筋肉に運び入れたり、余分なブドウ糖をグリコーゲンや中性脂肪に合成して体内に蓄えたりするのです。このように、インスリンは血糖値を調整し、効率よくエネルギーを消費することに貢献しています。

ところが、2型糖尿病の患者さんは、①すい臓のβ細胞が疲弊してインスリンの分泌量が減ったり、②インスリンの効きが悪くなって肝臓や筋肉の細胞にブドウ糖が取り込まれにくくなったりして（インスリン抵抗性という）、食後に急上昇した血糖値の調整がうまくできなくなっています。

身体活動量を増やすことが肝心

間を減らし、身体活動量を増やすことが重視されています。

その発端は、２００９年にＷＨＯ（世界保健機関）が、死に至る危険因子として**高血圧、高血糖、喫煙とともに「身体不活動」をあげた**ことでした。不活発な生活で身体活動量が減ると、糖尿病などの生活習慣病を発症しやすくなるのです。

米国糖尿病学会も「30分以上座位を続けたら、一度それを断ち切ること」や、「30分ごとに短時間（5分以下）の軽い身体活動を行うこと」を推奨しています。

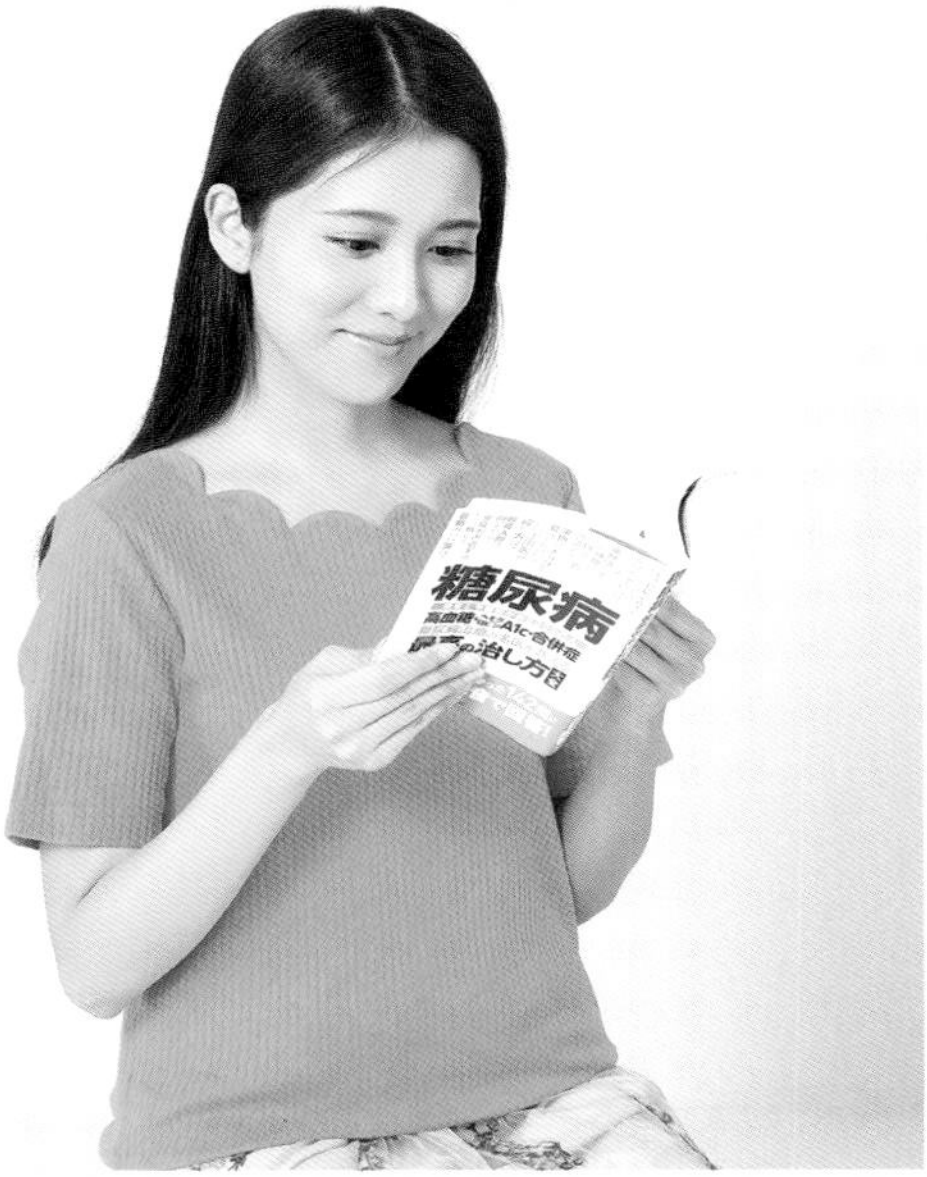

イスに座ってばかりいるとエネルギー消費率が低下して肥満や高血糖を招く。立って動く時間を長くすることが重要になる。

不活発な生活習慣（身体不活動）とは、イスに座っている時間の長い生活といい替えられるでしょう。

海外の研究によると、２型糖尿病になりにくいスリムな人（ＢＭＩ23）は、２型糖尿病になりやすい肥満の人（BMI33）に比べ、座っている時間が1日当たり164分短く、立って動いている時間が152分長かったと報告されています。つまり、**イスに座ってばかりいる人よりも、立って動いている時間の長い人のほうがエネルギー消費率は高く、肥満になりにくくて血糖値も安定しやすいのです。**

日本では、自家用車が普及した戦後から糖尿病にかかる人が急増しました。そして、自動車の登録台数と糖尿病有病率の増加が、ともにシンクロしながら右肩上がりに伸びたのです。自動車に乗れば、席に座ったまま体をほとんど動かすことなく、らくに目的地まで行けます。こうした文明の利器が、身体不活動に拍車をかけて生活習慣病を蔓延《まんえん》させたといえるでしょう。

先に、糖尿病の運動療法では3～4メッツの中等強度の運動がすすめられると述べました。これと**同じ強度の生活活動には、家具の片づけ、モップがけ、床磨き、サイクリング（自転車こぎ）、子守り、ペットの世話、介護、雪下ろしなどがあります。**

家事を行うだけでも身体活動量が増え、ヘモグロビンA1cが下がりやすくなります。家の中で自分の役割を探し、こまめに体を動かしてください。そして、日常生活の活動性を高めるとともに、本書の1分体操に取り組みましょう。

第2章

運動こそ体内の血糖除去物質を活性化して血糖値を下げる特効薬と判明！1型糖尿病にも有効で、新型コロナ重症化も合併症も回避

京都府立医科大学客員講師
梶山内科クリニック院長
梶山靜夫

運動でヘモグロビンA1cが低下すれば糖尿病の合併症・死亡リスクも激減すると専門医が太鼓判

糖尿病になると、のどの渇きや倦怠《けんたい》感、皮膚のかゆみといった自覚症状が現れることがあります。しかし、糖尿病で注意しなければならないのは三大合併症（網膜症・腎《じん》症・神経障害）をはじめとするさまざまな合併症（128〜129ページ参照）や、動脈硬化の進行に伴って起こる心臓病、脳卒中です。

糖尿病で起こる合併症、心臓病、脳卒中を防ぐためには、血糖コントロールによってヘモグロビンA1c（1〜2ヵ月間の血糖値の推移を示す指標）を低レベルに抑える必要があります。

そこで重要になるのが運動です。近年、国内外で運動療法の研究が数多く行われており、運動することでヘモグロビンA1cが顕著に下がり、糖尿病の合併症のリスクや死亡リスクを低減する有効性が明らかになっています。

海外の研究によると、ヘモグロビンA1cの低下は運動量（頻度）の増加と相関があり、特に2型糖尿病の血糖コントロールには運動量が重要な要因であると

運動するほどヘモグロビンA1cが下がる

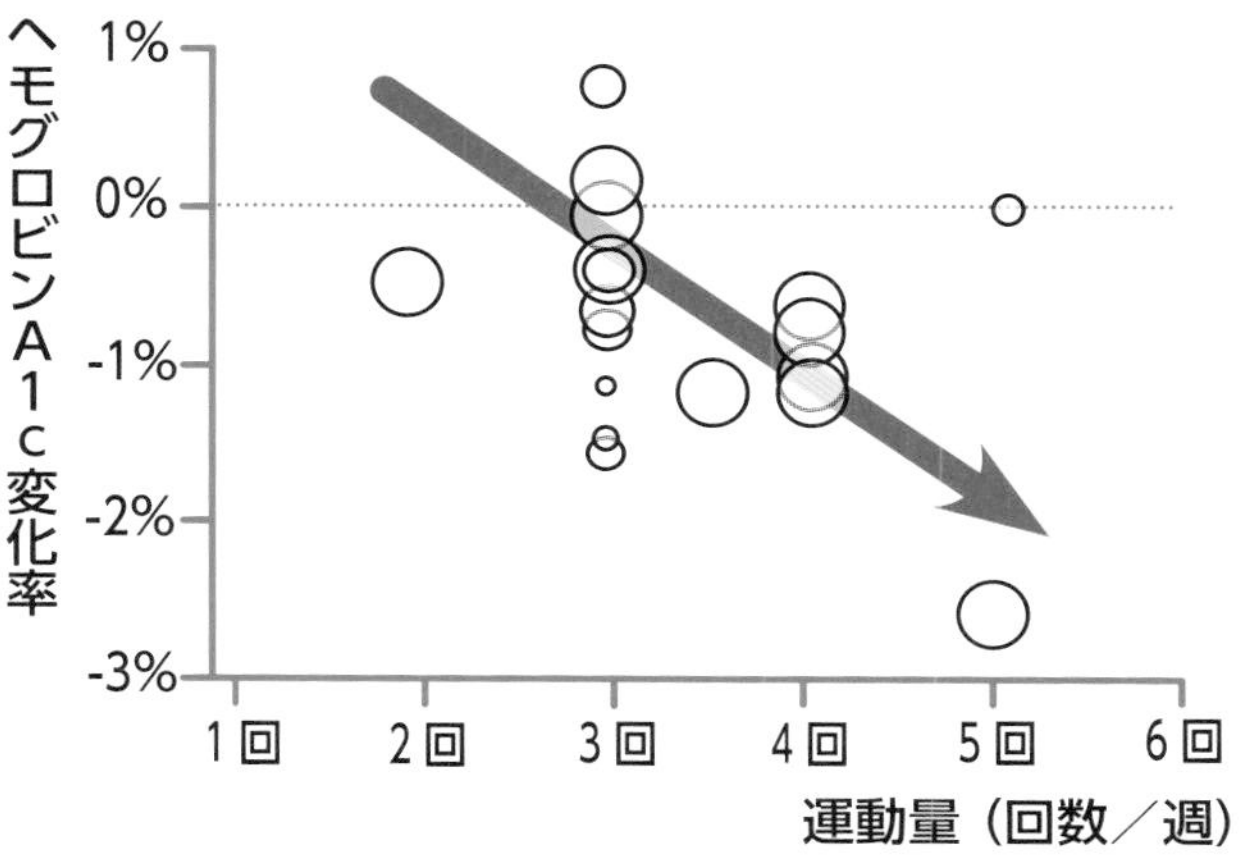

Umpierre D et al：Diabetologia 56:242-251, 2013

運動量が増えるほどヘモグロビンA1cは低下する。特に、2型糖尿病の血糖コントロールでは運動量が重要で、合併症・死亡リスクの低減につながる。

報告されています（左のグラフ参照）。

では、運動量を増やし、ヘモグロビンA1cを低下させることによって、糖尿病の合併症・死亡リスクをどれだけ減らせるのでしょうか。

国内の調査によると、**身体活動の多い群（1日の運動時間が30分以上）は、身体活動の少ない群（同30分未満）に比べて心臓病の発症リスクは約30％、全死亡リスクは約40％減少することが判明**しています。

また、国内のほかの調査によると、余暇時間の運動量が多い群は、運動量が少ない群に比べて**脳卒中の発症リスクと全死亡リスクが、いずれも約半分に減少**していました。運動は、合併症・死亡リスクを減らす妙薬といってもいいでしょう。

新型コロナウイルス感染による重症化リスクも、運動でヘモグロビンA1cを下げれば大幅に低下

糖尿病を発症すると、免疫力（病原体から体を守る力）が低下して感染症にかかりやすくなります。というのも、高血糖の状態が続くと、細菌やウイルスから体を守る白血球の一種の好中球の働きが低下してしまうからです。

ひと口に感染症といっても、カゼやインフルエンザをはじめ、尿路疾患《しっかん》の膀胱《ぼうこう》炎、腎盂《じんう》腎炎、皮膚病の水虫・カンジダ症、口腔《こうくう》病の歯周病などさまざまです。

特に、糖尿病の人はカゼを引きやすく、重症化すると気管支炎や肺炎を併発する傾向があります。そこで、気になるのは2020年にパンデミック（世界的大流行）が起こった「新型コロナウイルス感染症」（以下、新型コロナ）です。

厚生労働省は、高齢者、妊婦および基礎疾患のある人が新型コロナにかかると重症化しやすいことから国民に注意喚起しました。ここでいう基礎疾患とは、糖尿病、心臓病、ＣＯＰＤ（慢性閉塞《へいそく》性肺疾患）のことです。糖尿病の人はすでに全身の血管が衰えており、新型コロナにかかると肺炎を発症して死に至る危険が

運動で新型コロナの重症化を防ぐ

大きいと考えられています。

一般に、新型コロナ対策としては、ウイルス感染を防ぐために手洗い・消毒を心がけることや、三密（密閉・密集・密接）をさけることが奨励されています。また、重症化を防ぐために初期症状である発熱・セキ・息切れ・呼吸困難が起こっていないか、注視することも重要になります。

そうしたことに加え、糖尿病の人は、血糖コントロールでヘモグロビンＡ１ｃを正常範囲に近づけることが重要です。**血糖値が低レベルで安定すれば、免疫力が回復して、新型コロナウイルス感染による重症化リスクを減らせるでしょう。**血糖コントロールに役立つ運動療法は、その一助になると考えられます。

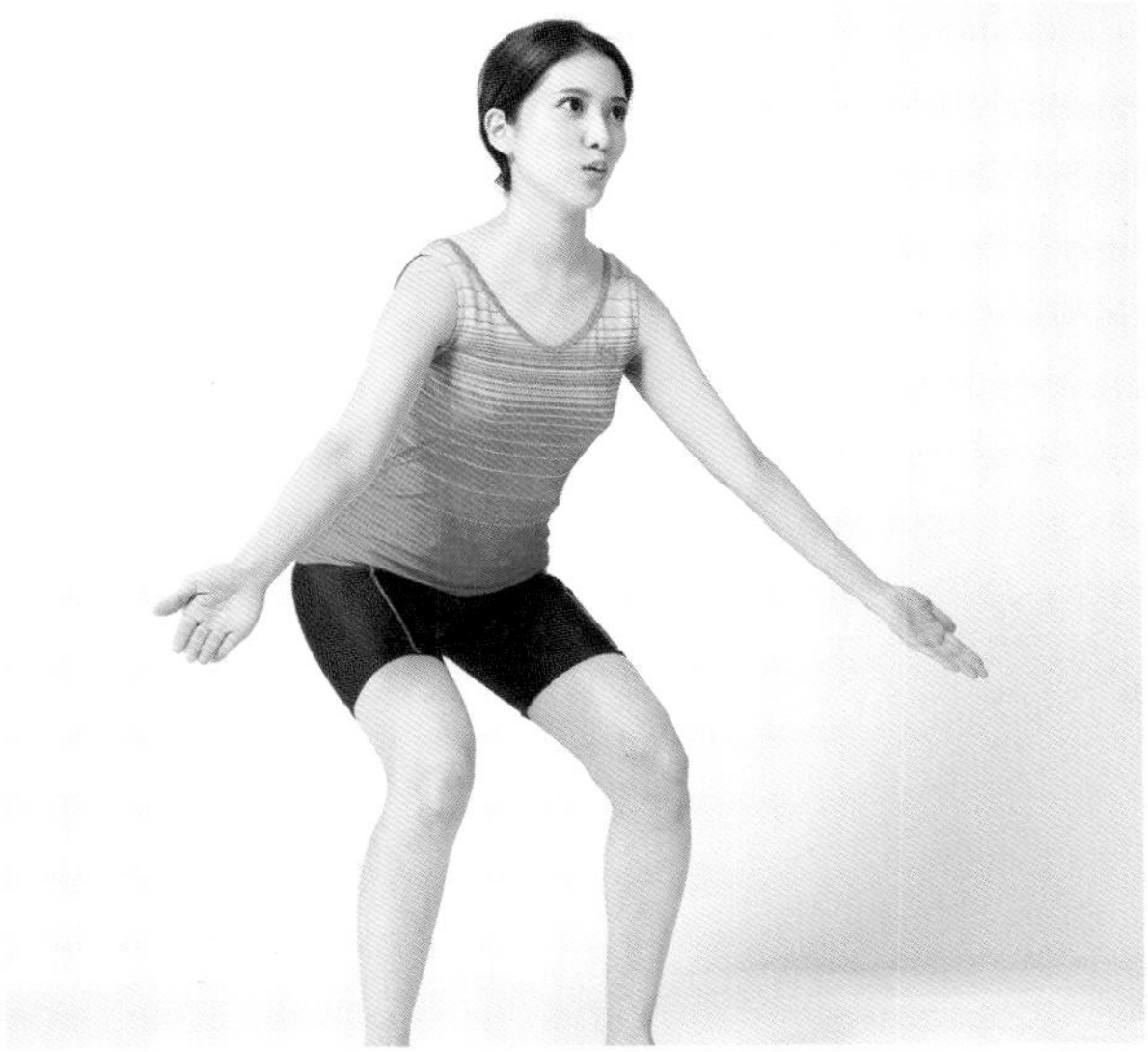

高血糖の状態が続くと、免疫細胞の好中球が衰える。運動でヘモグロビン A1c を下げれば、免疫力が高まり新型コロナの重症化リスクも減る。

運動はインスリンの効きを高めるばかりか血糖除去物質「グルット4」を活性化して糖の燃焼を促す

糖尿病の人が運動で筋肉を積極的に動かすと、二つの効果で血糖値が低下します。第一は、「マイオカイン」によるインスリン抵抗性の改善効果です。

マイオカインの一つであるＩＬ-６は筋肉が収縮したときに産生・分泌《ぶんぴつ》される生理活性物質で、炎症を鎮めたり、筋肉を修復したり、脂肪の燃焼を促したりする、さまざまな作用があります。その中に、血糖の調節をするインスリンの感受性を高め、筋肉細胞内に血糖（ブドウ糖）を取り込みやすくする作用もあります。ですから、糖尿病の人が運動するとインスリンの効きにくい状態（インスリン抵抗性）が改善され、血糖値が安定しやすくなります。

第二は、「ＡＭＰＫ」（ＡＭＰＫキナーゼ）という酵素の活性化による、トランスロケーション（糖を細胞内に取り込むこと）の促進効果です。

血液中のブドウ糖を筋肉細胞内に取り込むには、インスリンとは別にＡＭＰＫの働きが必要になります。ＡＭＰＫの重要な働きは、筋肉の表面まで運ばれたブ

第3章

食後血糖値の急上昇を抑える食後の運動こそ最重要の糖尿病対策で、食事でとった糖の燃焼を促す「5秒腰落とし」が効果大

京都府立医科大学客員講師
梶山内科クリニック院長
梶山靜夫

ヘモグロビンA1cを下げるには食後血糖値の急上昇を食後の運動で抑えることが何よりも重要

糖尿病の治療の目標は、血糖値が正常範囲で安定するように血糖コントロールをすることです。そうすれば合併症の発症が最小限に抑えられます。

ふつう、糖尿病ではない人の血糖値は食後の上昇がゆるやかで、時間の経過とともに正常レベルに戻ります。しかし、糖尿病の患者さんの場合、食後に急上昇した血糖値はその後少し下がっても、高めで推移します。そのため、血糖降下薬を服用したり、ときにはインスリン注射が必要になったりします。

血糖降下薬やインスリン注射を使えば、血糖値が病的に上昇しても、たいてい正常レベルまで戻ります。しかし、患者さんによっては食後血糖値が大きく変動して急上昇、急降下することがあるのです。こうした血糖値の乱高下を「血糖スパイク」、あるいは「ジェットコースター血糖」といいます。

血糖値が激しく変動すると、全身の血管がダメージを受けるとともに、すい臓が疲弊してインスリンの分泌《ぶんぴつ》能力がいっそう低下し、糖尿病が悪化します。

糖尿病の人は血糖値が乱高下しやすい

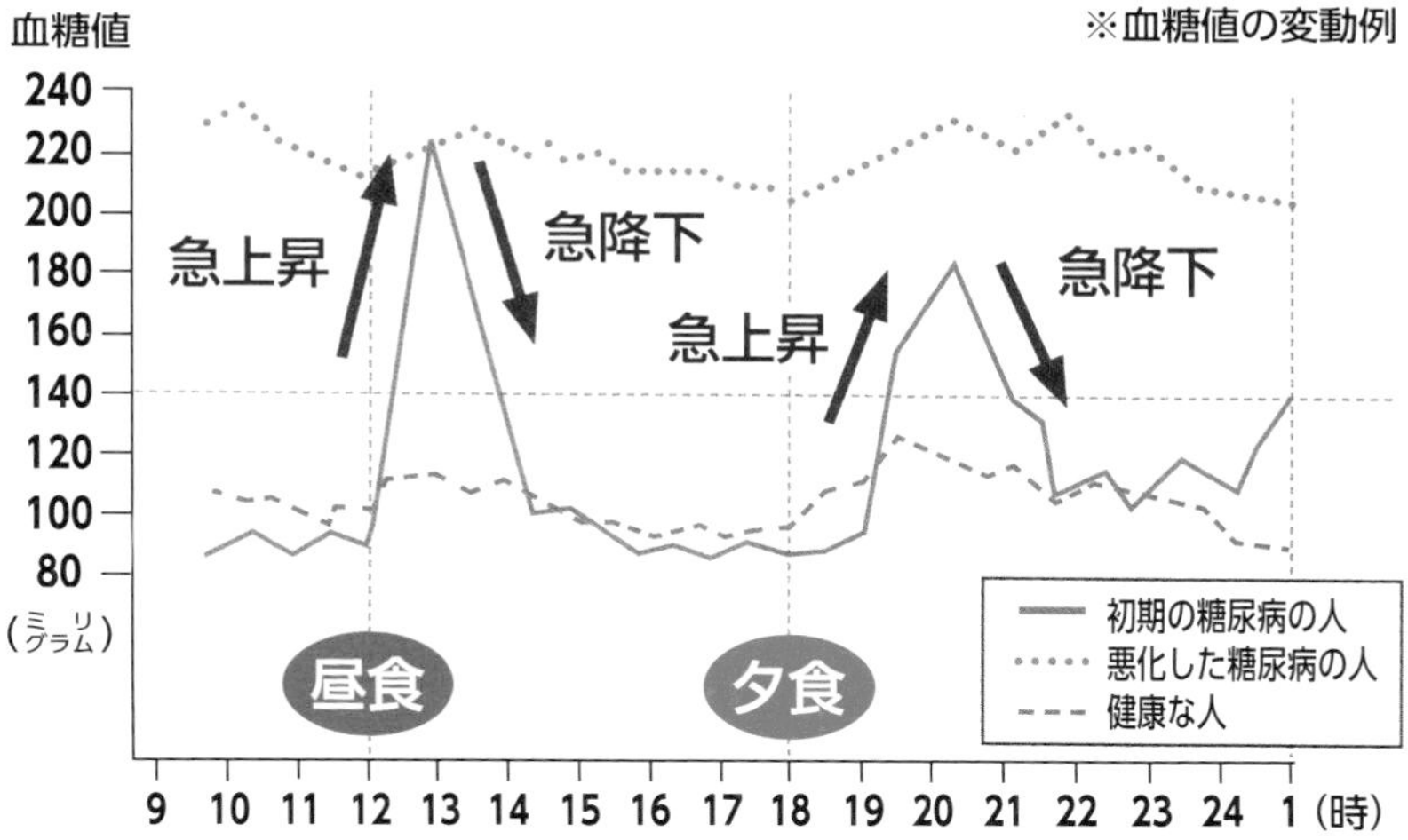

糖尿病の人は食後血糖値が乱高下しやすい。こうした血糖値の乱高下を血糖スパイク、あるいはジェットコースター血糖と呼ぶ。血糖値の変動幅が大きいと血糖コントロールはうまくいかない。

上のグラフの赤い線は、初期の糖尿病の人の血糖値です。この患者さんは血糖降下薬を服用しており、食事と食事の間の血糖値は低レベルですが、食事のたびに血糖スパイクを起こしていることがわかります。

糖尿病の人は、食事でご飯やパン、めん類、果物などをとるたびに血糖スパイクが起こるのです。

このように血糖値が大きく変動していたのでは、血糖コントロールの指標であるヘモグロビンA1cはなかなか下がりません。

血糖スパイクを抑える最も有効な方法の一つは、食後に適度な運動を行って筋肉を動かすことです。

食後の運動はインスリンを使わず血糖を除去する
グルット4を活性化して血糖値の急上昇を抑える

糖尿病の人は、食後血糖値の急上昇（血糖スパイク）を防ぐために、食事をとったら適度に運動することが重要になります。というのも運動で筋肉を動かすと糖代謝が活発になり、血液中のブドウ糖がエネルギーとして消費されるからです。

34〜35ページで説明したように、運動をすることで筋肉の細胞内にブドウ糖を取り込む「糖輸送担体」（グルット4）の働きが活性化します。通常、グルット4は筋肉内で眠った状態になっていますが、運動をして刺激すると筋肉細胞の表面に現れ、インスリンの働きとは別にブドウ糖を細胞内に取り込んでくれるのです。

そもそも、糖尿病の人は、筋肉でのブドウ糖の取り込み率が低下しています。左ページのグラフをご覧ください。これは、健康な人と2型糖尿病の人を対象に、血液中のブドウ糖の取り込み率を比較した海外の研究報告です。

食事をすると、糖質は「腹部臓器」「脂肪組織」「筋肉」「脳」に取り込まれます。このうち、ブドウ糖の取り込みの大部分を占めるのは筋肉です。体を動かす

筋肉が糖を燃やす

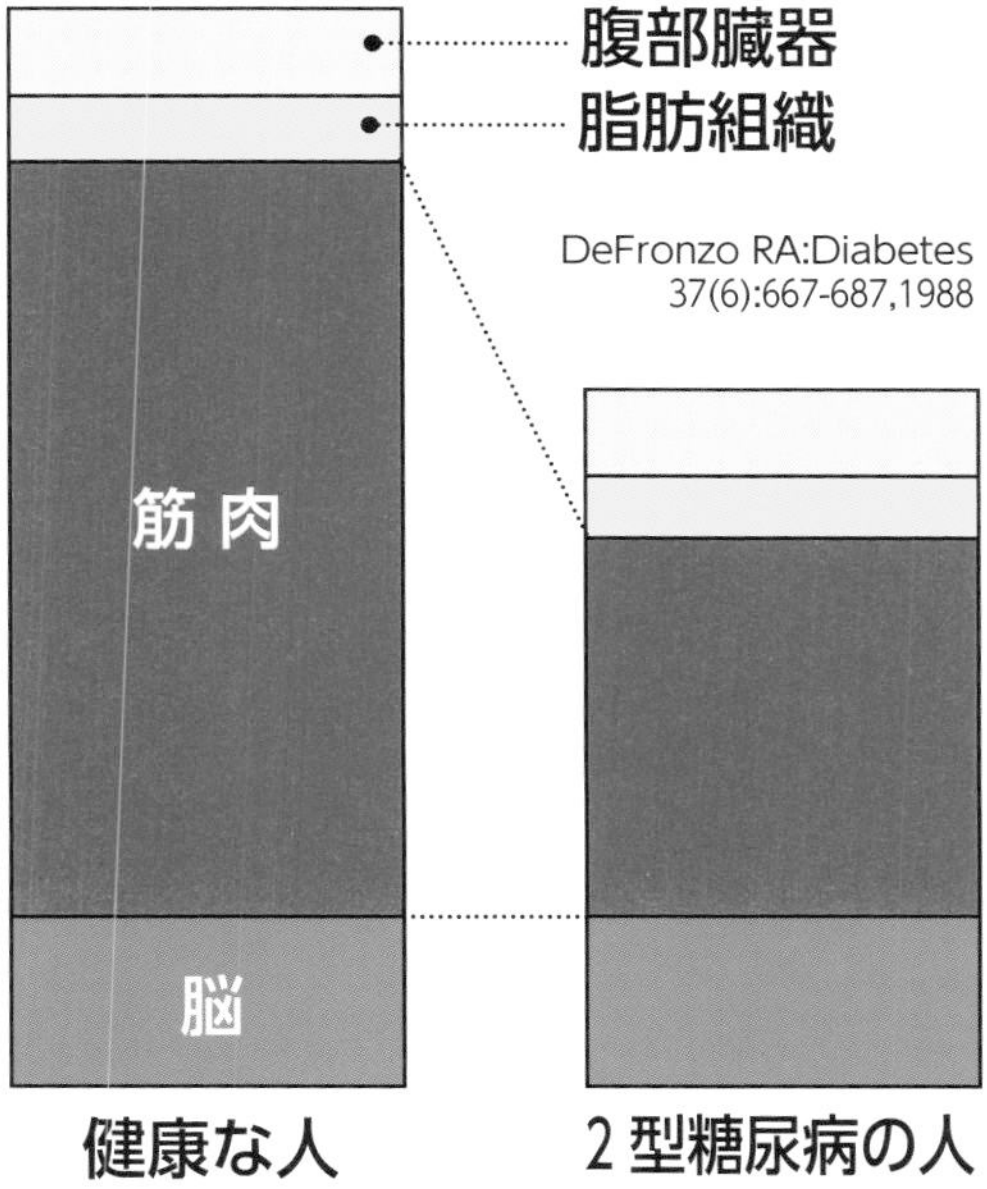

2型糖尿病の人は、健康な人に比べて筋肉でのブドウ糖の取り込み率が約半分しかない。そのためグルット4の活性化が必要。

筋肉は、エネルギーの消費量が大きいため、たくさんのブドウ糖を取り込む必要があります。**健康な人と2型糖尿病の人で、それらの組織のブドウ糖の取り込み率を比較すると、腹部臓器・脂肪組織・脳ではほとんど差はありません。ところが、筋肉については、2型糖尿病の人は健康な人の約半分しかないのです。**

つまり、**2型糖尿病の人は健康な人に比べて筋肉が衰えており、グルット4の働きも悪い**といえます。

ですから、糖尿病の人は、食後の運動でブドウ糖の取り込み率をアップさせることが肝心です。

最新の研究報告によると、消費エネルギーが低い人でも、**軽めの運動を毎日続けるだけでグルット4を活性化できる**ことがわかっています。

食後の運動は、血糖を大量に消費する
太ももの筋肉を効率よく使う「スクワット」が効果大

大腿四頭筋は人体最大の筋肉

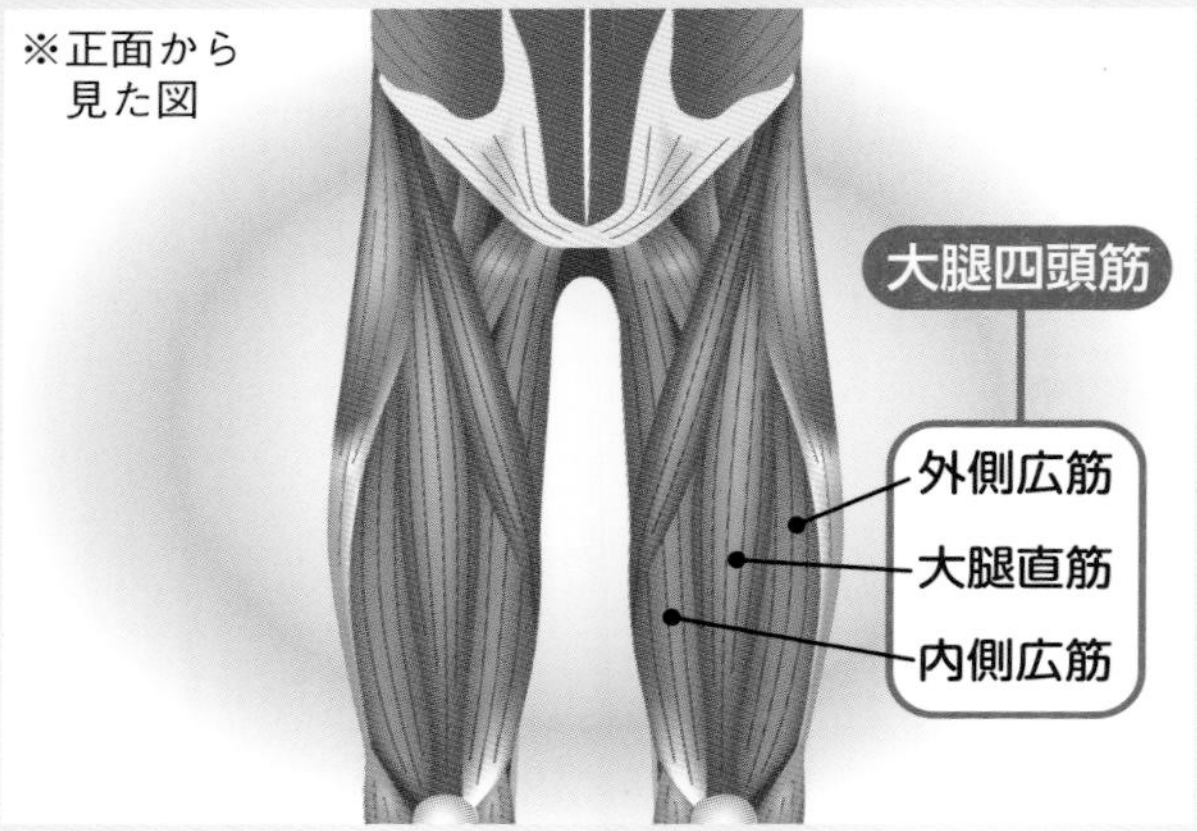

下半身には筋肉の７割が集中する。中でも、太ももの大腿四頭筋はブドウ糖を大量に消費するので、血糖コントロールにはスクワットが最適。

食後の運動としておすすめなのは、自宅でできる「スクワット」です。スクワットをやると、下半身の筋肉を集中的に鍛えられます。

筋肉の約7割は下半身にあります。特に、太ももの大腿《だいたい》四頭筋は人体最大の筋肉です。ふくらはぎの下腿三頭筋（腓《ひ》腹《ふく》筋・ヒラメ筋など）、お尻《しり》の大殿筋も大きな筋肉で、血液中のブドウ糖を盛んに取り込みます。

スクワットは、これら下半身の筋肉を一度に動かすことができるので、とても効率のいい運動法といえるわけです。

スクワットの効果は酸素を取り入れるとさらに高まり、最高のやり方は食後1分の「5秒腰落とし」

私は長年、糖尿病の治療に有効な運動法を模索してきました。その中で**大きな手ごたえを感じているのが、「丹田《たんでん》呼吸」を取り入れた運動法です。**

丹田呼吸は、気功で行われる呼吸法の一つ。具体的には、へそから指幅4本分**（4～5㌢）下の位置にある丹田（次㌻の図参照）から気（東洋医学でいう生命エネルギー）を取り入れ、それを全身に巡らせるように思い描きながら、鼻から息を吸い込み、口から吐き出します。**いわゆる腹式呼吸の要領で行うのです。

そもそも、気功は中国古来の健康法で、外気（自分の外側にある天地万物の根源となるエネルギー）と内気（自分の内側にある人体の根源となるエネルギー）を取り込みながら実践します。**丹田呼吸で気功を行うと、体のすみずみまで酸素が送り込まれ、内臓を強化できると考えられています。すると、体の代謝がアップして血糖を効率よく消費できるようになるわけです。**これは、有酸素運動（酸素を必要とする運動）で得られる効果と同じといえるでしょう。

丹田のある位置

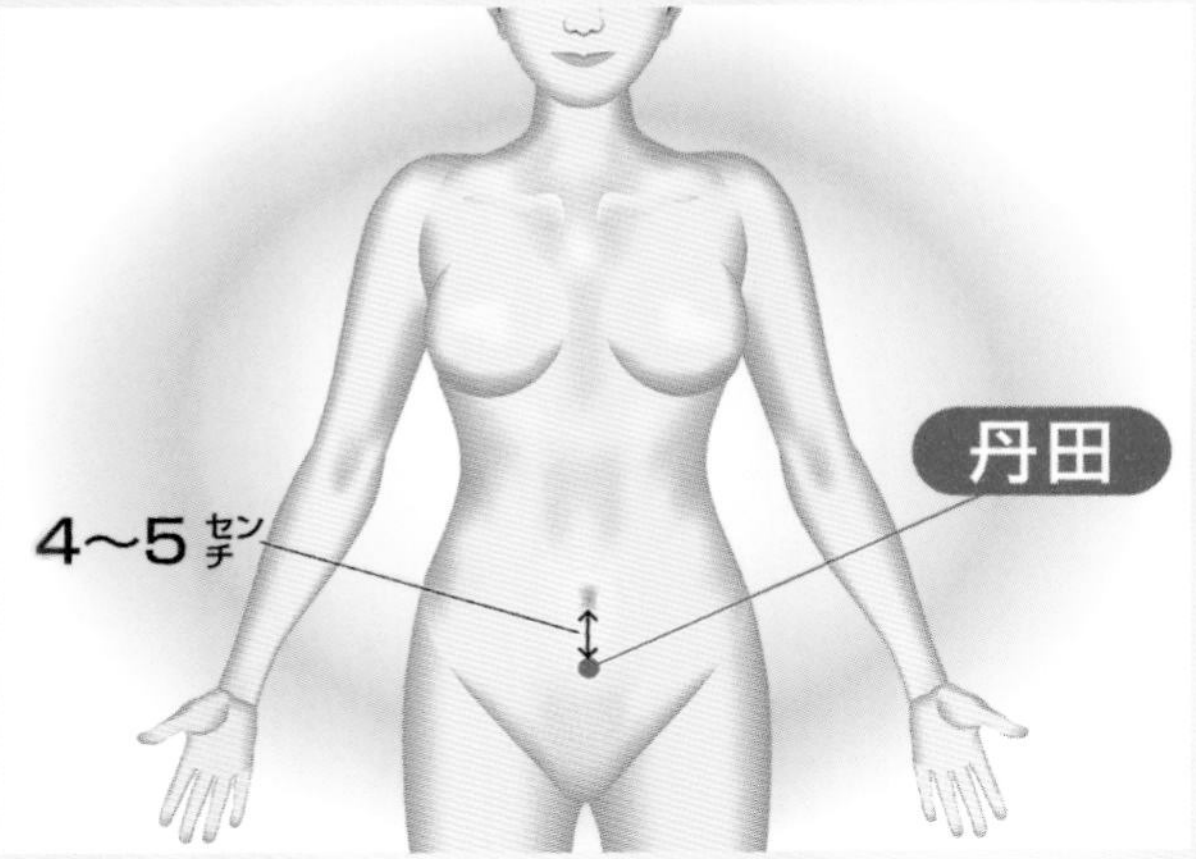

丹田は、へそから指幅４本分（約４～５センチ）下の位置にある。中国では古くから、丹田に気（生命エネルギー）が集まると考えられている。

私が糖尿病の患者さんにすすめている丹田呼吸を取り入れた運動法の第一は、「5秒腰落とし」（スロースクワット）です（くわしいやり方は48～51ページ参照）。

通常のスクワットに丹田呼吸を取り入れることで、太ももの大腿《だいたい》四頭筋を効率よく増やせます。また、全身の血流が促され、太ももの筋肉全体を適度に刺激できるので、血糖値の改善に有効です。雨の日や冬の寒い時期でも、室内で手軽に行えることも利点でしょう。

やり方のポイントは、丹田を意識し、息を吐きながら5秒かけて腰を落とし、息を吸いながら5秒かけてひざを伸ばすこと。丹田呼吸とスクワットを連動させることが肝心です。

行うタイミングは1日2回、朝食と夕食の30分後が最適。1分やるだけで血糖スパイク（40～41ページ参照）を予防でき、動脈硬化の進行抑制に役立ちます。

❻

❶の姿勢に戻る。
❶〜❻を6回くり返す。

❻

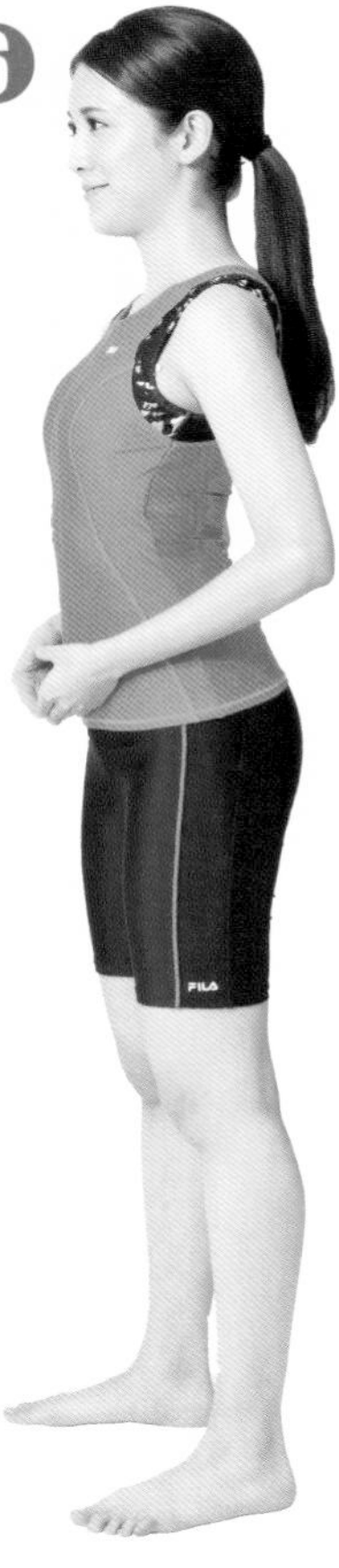

1セット＝❶〜❻×6回＝1分間

※体力に自信がある人は、3〜4セット行うといい

体力に自信のない人はこのやり方でもOK！

5秒腰落としを行うと体がふらつく人や、1分間続けられない人には、次の方法がおすすめ！

●イスを使う

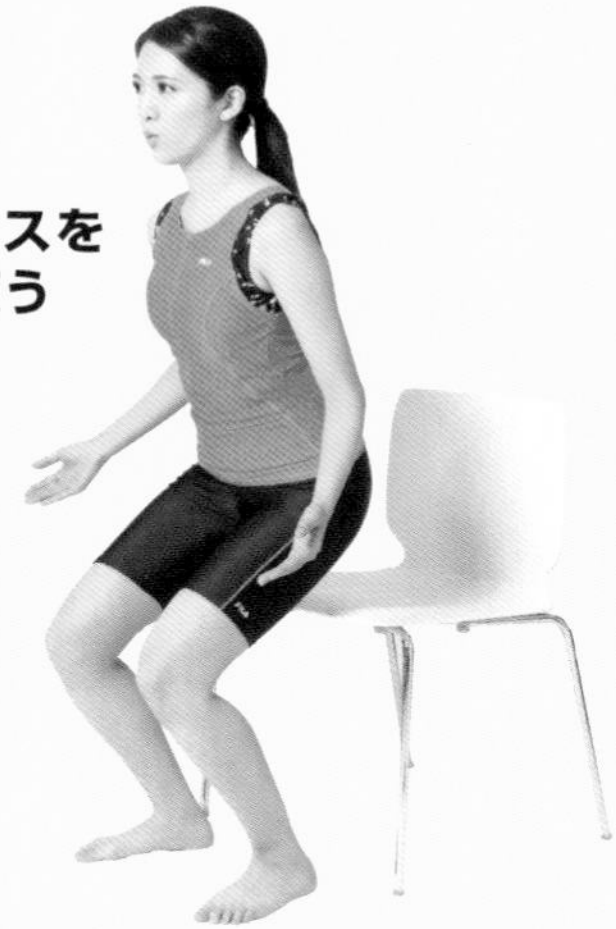

イスから立ち上がったり、座ったりをくり返す

●テーブルで体を支える

両手はテーブルにつけたままでOK！

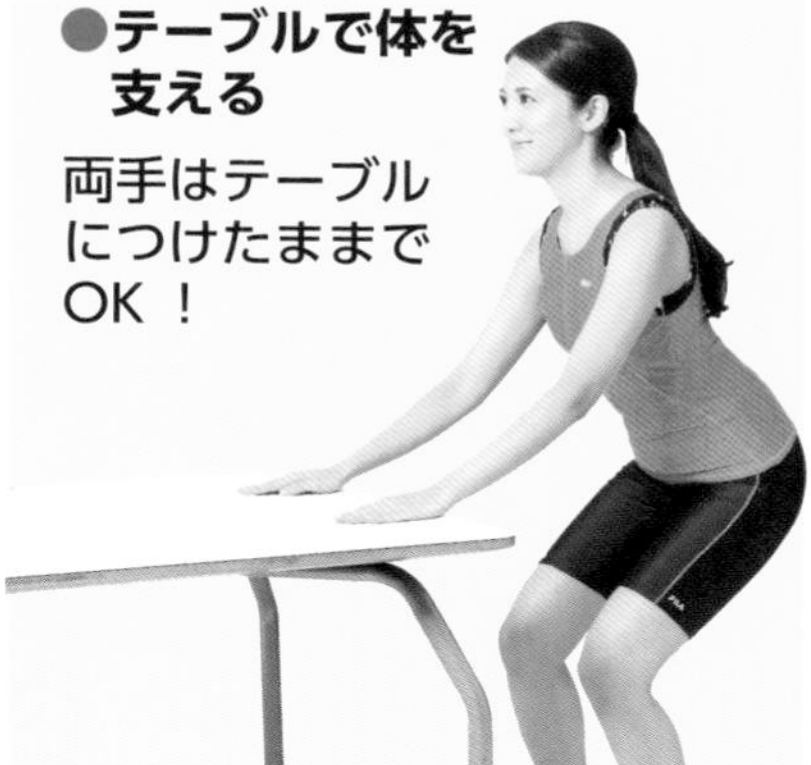

テーブルに両手を添える

5秒腰落としの効果がさらにアップ！

2歩1呼吸歩き

1セット **1** 分

準備体操

①両足を肩幅に開いて立つ
②丹田のすぐ前で、両手で小さい風船を持つような形を作る
③鼻から息をゆっくり吸いながら、小さい風船を持ち上げるイメージで、両手を胸まで上げる
④口から息を細く長く吐きながら、両手を丹田までゆっくり下げる

※①～④を 30 秒間かけて行い、これを10 回くり返す

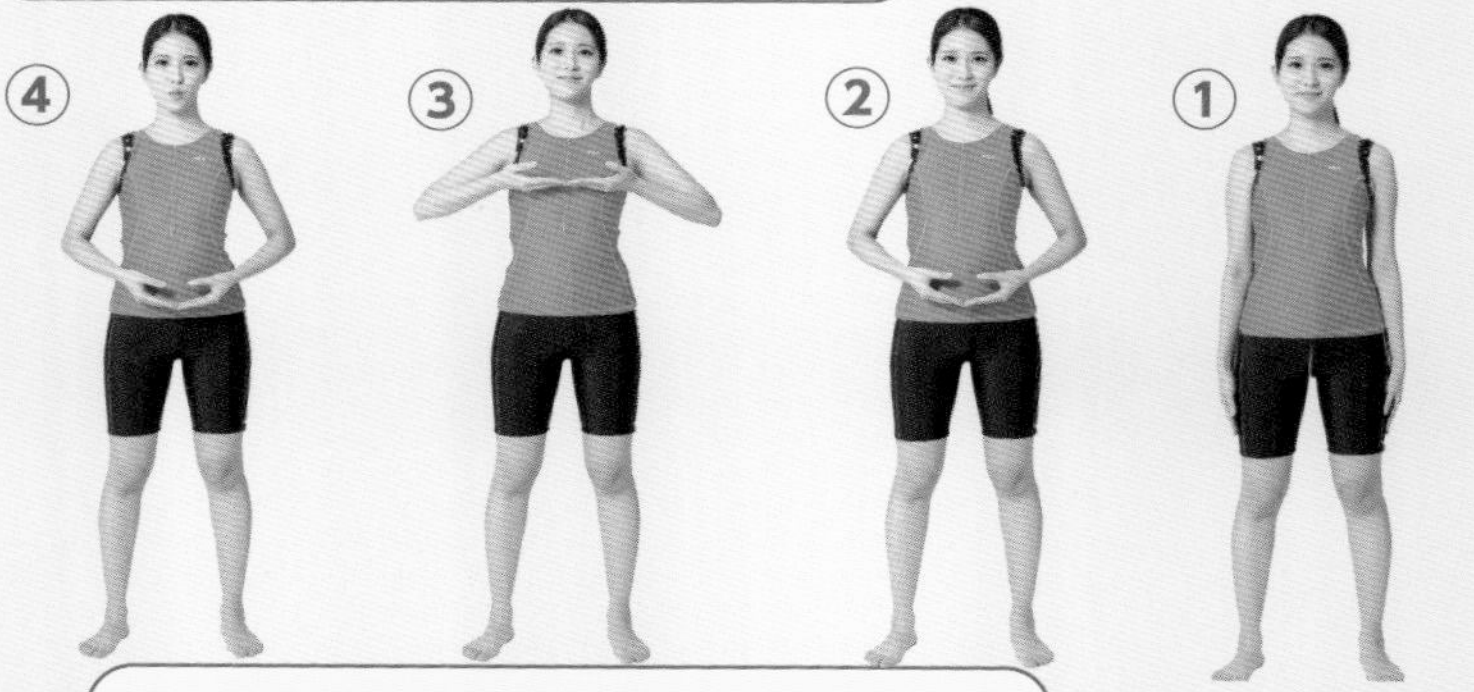

整理体操

①両足を肩幅に開いて立ち、腰骨に両手を添える。鼻から息をゆっくり吸いながら、手のひらでわき腹をなでるようにして両手を上げる
②口から息を細く長く吐きながら、両手を胸まで下ろす
③そのまま、両手を丹田まで下ろす

※①～③を 30 秒かけて行い、これを10 回くり返す

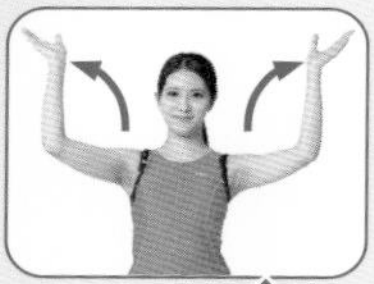

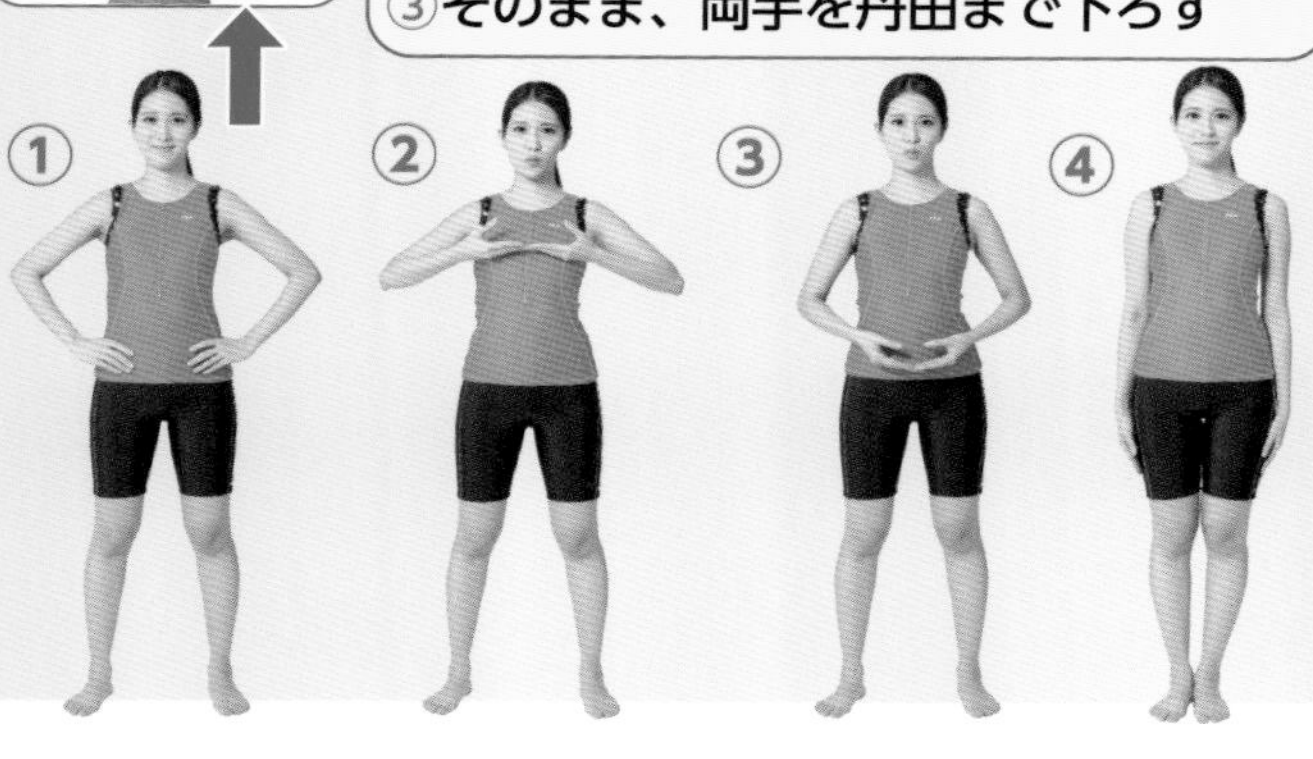

④最後に、鼻から息を吸いながら開いていた両足を閉じ、口から息を吐きながら両手を体の横に垂らす。

1セット＝1～4 10秒×6回＝1分間

※10～15セット行い、2分間休んだら、また10～15セット行うといい

1 体操スタート

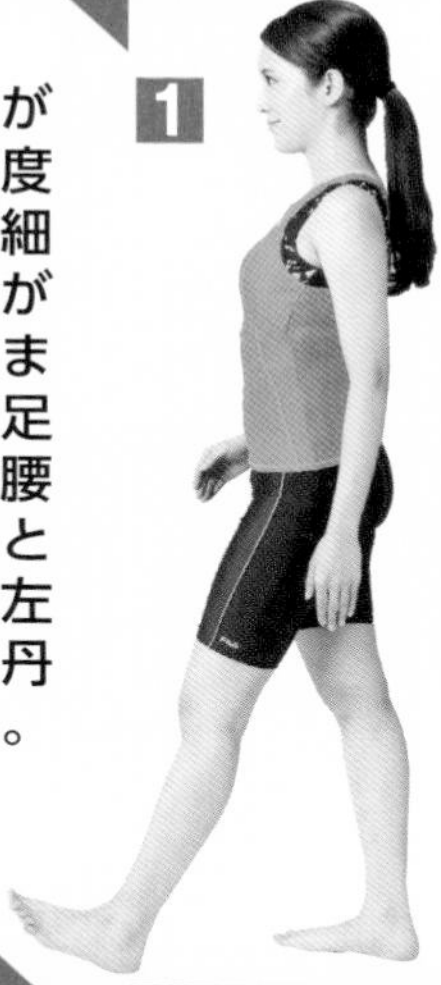

1 鼻から息をゆっくり吸いながら、両腕を体の左側に向けて大きく振りはじめる。同時に、左足をできるだけゆっくりと、すり足に近い状態で前に踏み出し、かかとから着地する。

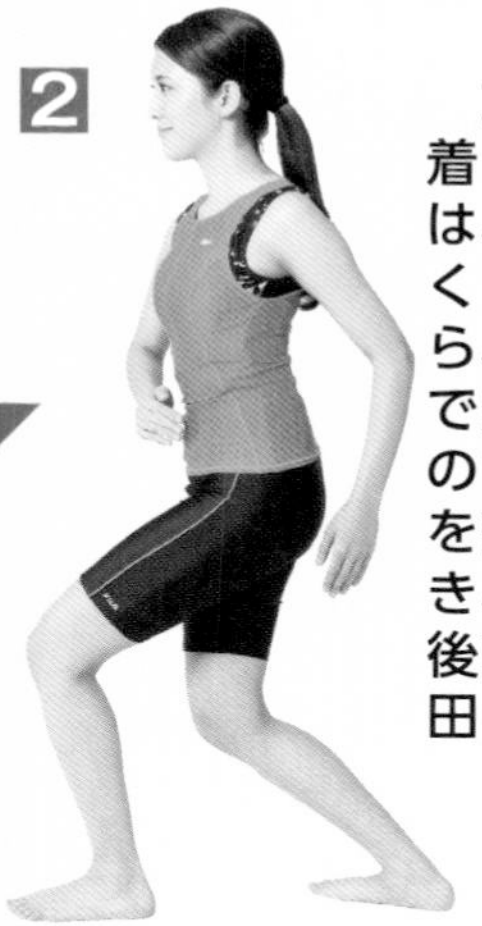

2 左足のかかとが着地したら今度は、口から息を細く長く吐きながら、左足を爪先まで着地させ、右足のひざを曲げて腰を落とす。このとき、左手は体の左後方へ、右手は丹田に向けて振る。

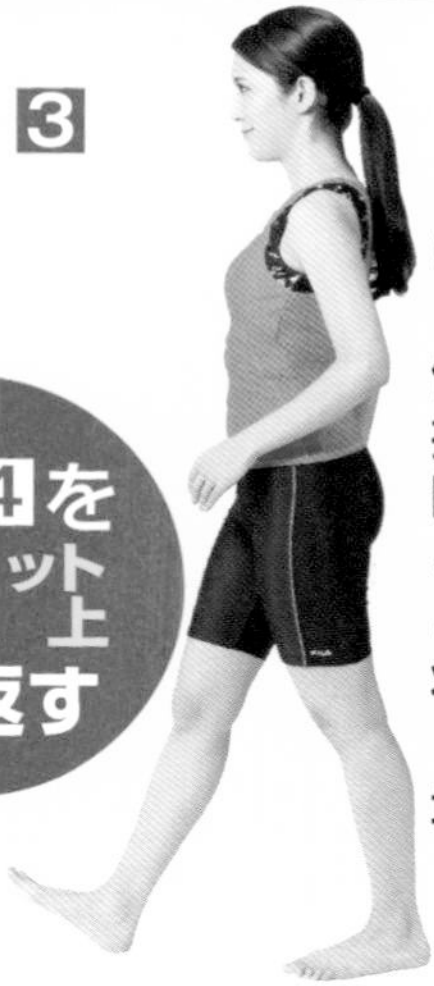

3 息を吐き切ったら、鼻から息をゆっくり吸いながら、両腕を体の右側に向けて大きく振りはじめる。同時に、右足をできるだけゆっくりと、すり足に近い状態で前に踏み出し、かかとから着地する。

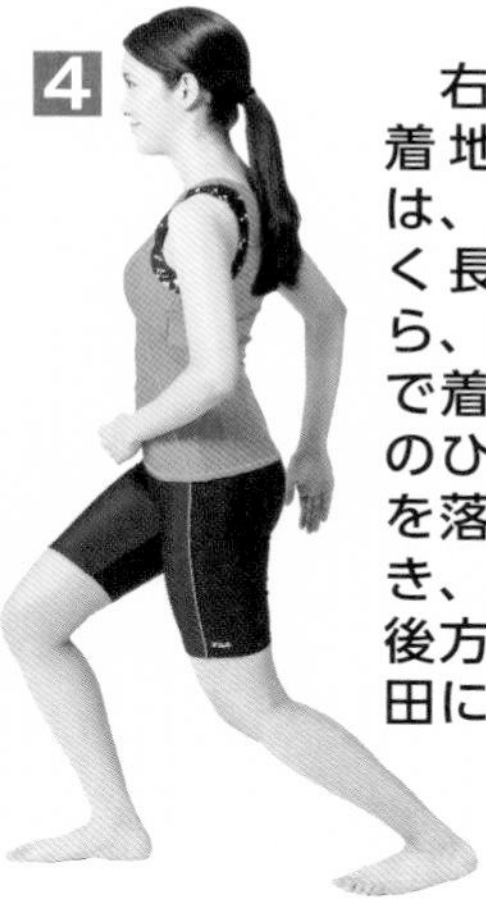

4 右足のかかとが着地したら今度は、口から息を細く長く吐きながら、右足を爪先まで着地させ、左足のひざを曲げて腰を落とす。このとき、右手は体の右後方へ、左手は丹田に向けて振る。

1～4を10セット以上くり返す

5秒腰落としをやったら10・7%もあった ヘモグロビンA1cが6%台まで下がり、入院治療を回避

会社員の浮田《うきた》幸一《こういち》さん（当時54歳・仮名）は、偏った食生活や運動不足のため、40代後半ごろから急に太りだし高血圧にもなっていました。そして、3年ほど前からは血糖値が異常に上昇し、近くの病院で糖尿病と診断されたのです。

浮田さんの空腹時血糖値は162ミリグラム（基準値は110ミリグラム未満。126ミリグラム以上で糖尿病型）、ヘモグロビンA1cは10・7%（6・5%以上で糖尿病型）もあり、その病院の医師からは入院治療（教育入院）をすすめられたそうです。ちなみに、体重は85キロ（身長169センチ）もありました。

入院治療をさけたかった浮田さんは、別の方法を求めて私のクリニックを受診しました。私は、浮田さんの血糖値は確かに高いけれど、まだ薬物治療を行うほどではないと判断し、まずは家庭で食事療法と運動療法を実践してもらうことにしたのです。

食事療法では、「食べる順番療法」（102～107ページ参照）を指導しました。

約3分 ゆっくり歩きスタート

①ゆっくり歩き

背すじを伸ばして立ち、左右どちらかの足から前に踏み出す。腕は軽く振り、小またでゆっくりと歩く。

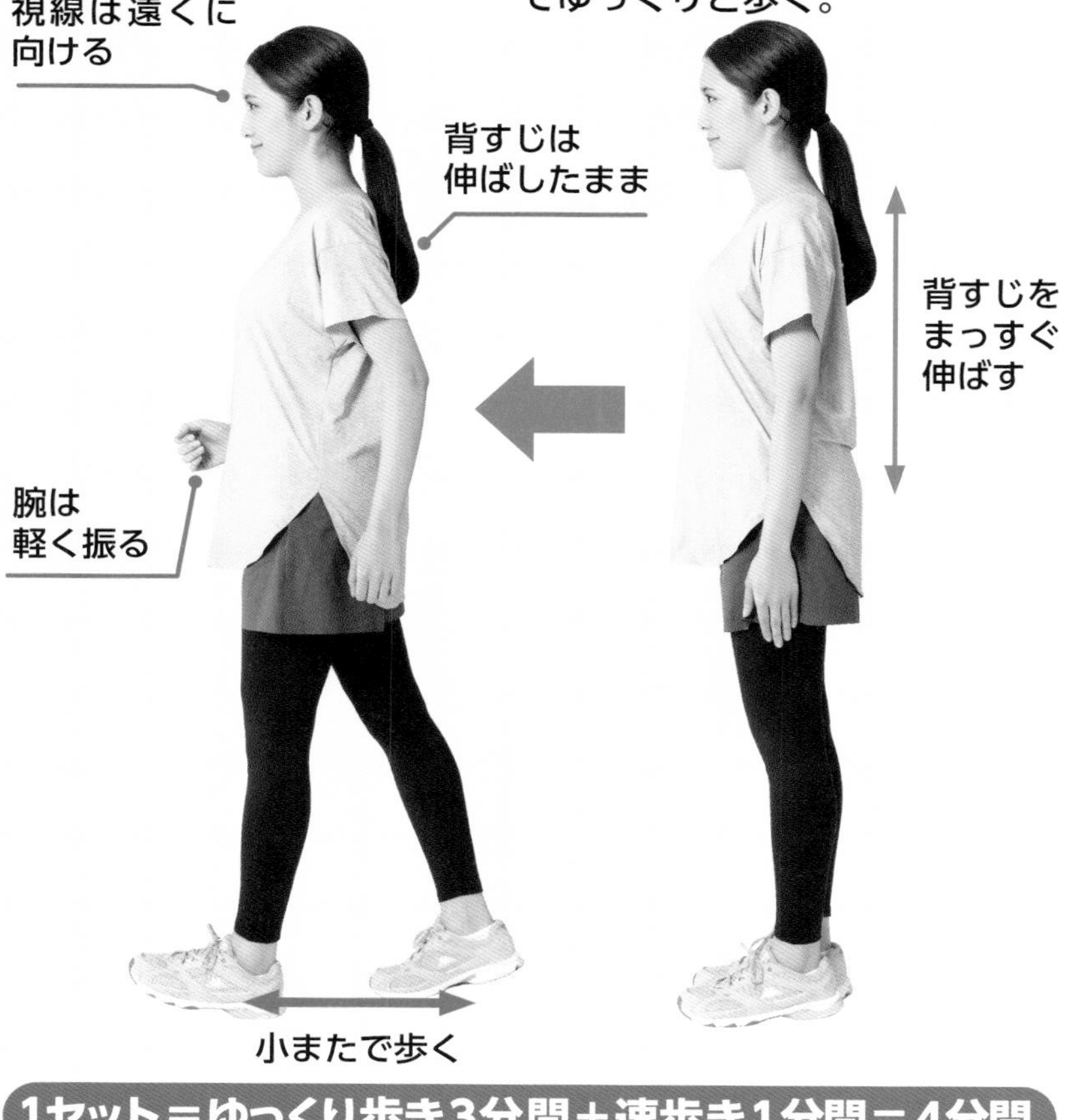
視線は遠くに
向ける
背すじは
伸ばしたまま
背すじを
まっすぐ
伸ばす
腕は
軽く振る
小またで歩く

1セット＝ゆっくり歩き3分間＋速歩き1分間＝4分間

約1分

速歩きスタート

②速歩き

背すじを伸ばしたまま、両腕を前後に大きく振り、できるだけ大またで、軽く汗ばむ程度に速く歩く。

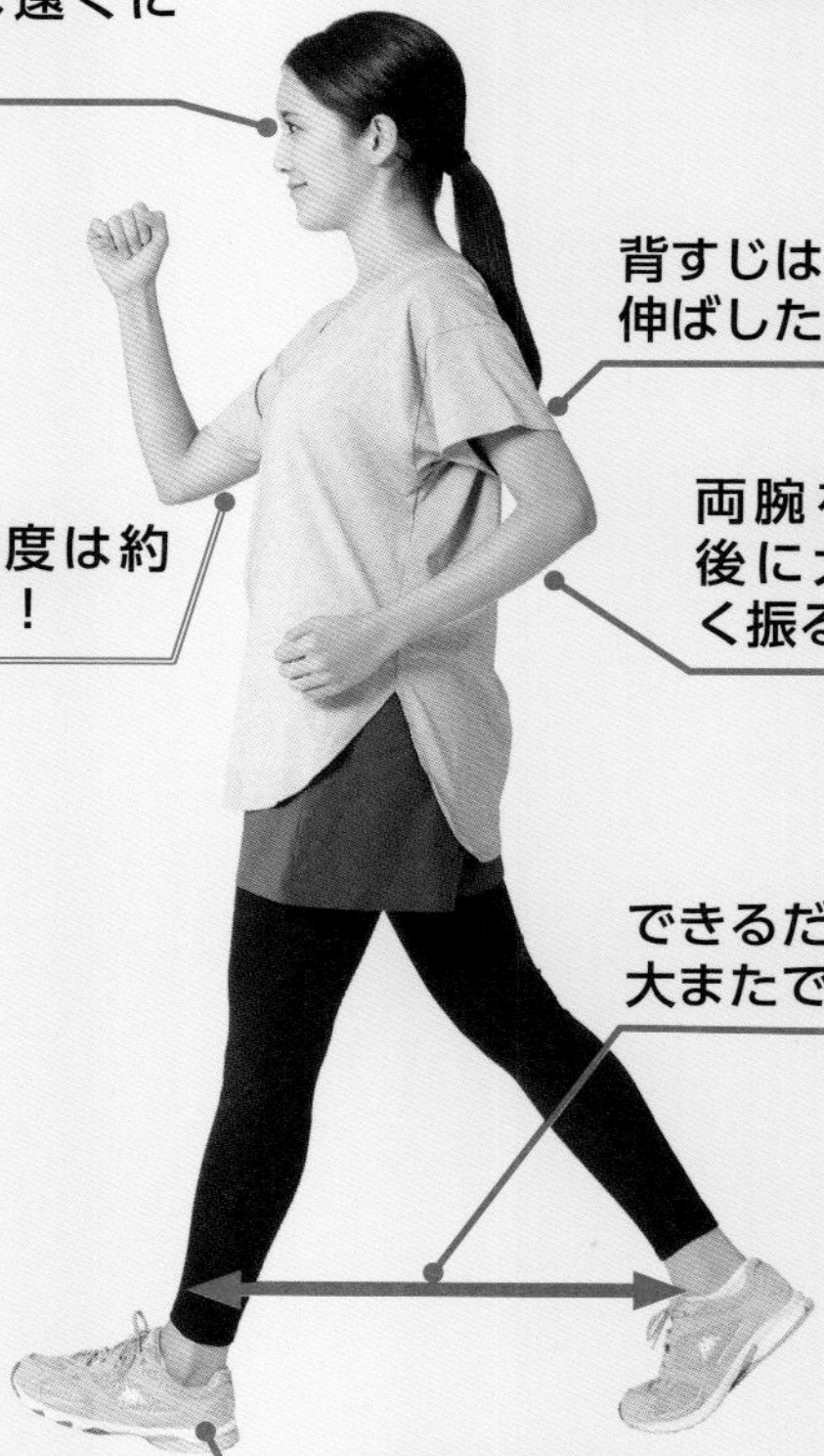
視線は遠くに向ける
背すじは伸ばしたまま
腕の角度は約90度に！
両腕を前後に大きく振る
できるだけ大またで歩く
かかとから着地

ゆっくり歩きと速歩きを5～10回くり返す

効力アップ法

速歩きの時間を1分間⇓3分間に！

筋トレ歩きの原型「インターバル速歩」では、「ゆっくり歩き3分間＋速歩き3分間」が基本。速歩き1分間に慣れたら、速歩き3分間を実践して効力を高めよう！　目標は速歩きを1週間に合計60分間以上。

第5章

血糖が消費されにくい糖尿病体質は高齢でもできる大学病院式「らくらく筋トレ」で改善し、その第一は腹部を鍛える「体幹筋トレ」

名古屋大学名誉教授
日本糖尿病学会名誉会員
佐藤祐造

糖尿病体質の元凶は腹部の体幹筋の衰えで、週2〜3日の「らくらく筋トレ」なら苦もなく強化できる

糖尿病の人は、肥満でおなかにぜい肉がだぶついていることが少なくありません。これは加齢や運動不足で腹筋が衰え、糖代謝が低下している証しです。

ひと口に腹筋といっても、体の外側から見てもわかる表層筋と、体の奥深くにある深部筋肉に大別されます。

おなかの表層筋には、腹部全体をガードしている「腹直筋」、わきの下から腰にかけて伸びる「外腹斜筋」があります。さらに、外腹斜筋の奥には「内腹斜筋」、その奥に内臓を支えて保護している深部筋肉の「腹横筋」があり、これらの筋肉を「体幹筋」と呼ぶのです。このように、複数の体幹筋が重なっている腹部とその周囲は人体でも指折りの筋肉密集ゾーンといえるでしょう。

これら体幹筋をターゲットにして筋トレを行い、筋肉を増やすことによって血糖の消費量がぐんと増え、糖尿病体質を改善できると考えられます。

実際に、大学病院などで行われている糖尿病の運動療法でも、体幹筋を鍛える

腹部の体幹筋

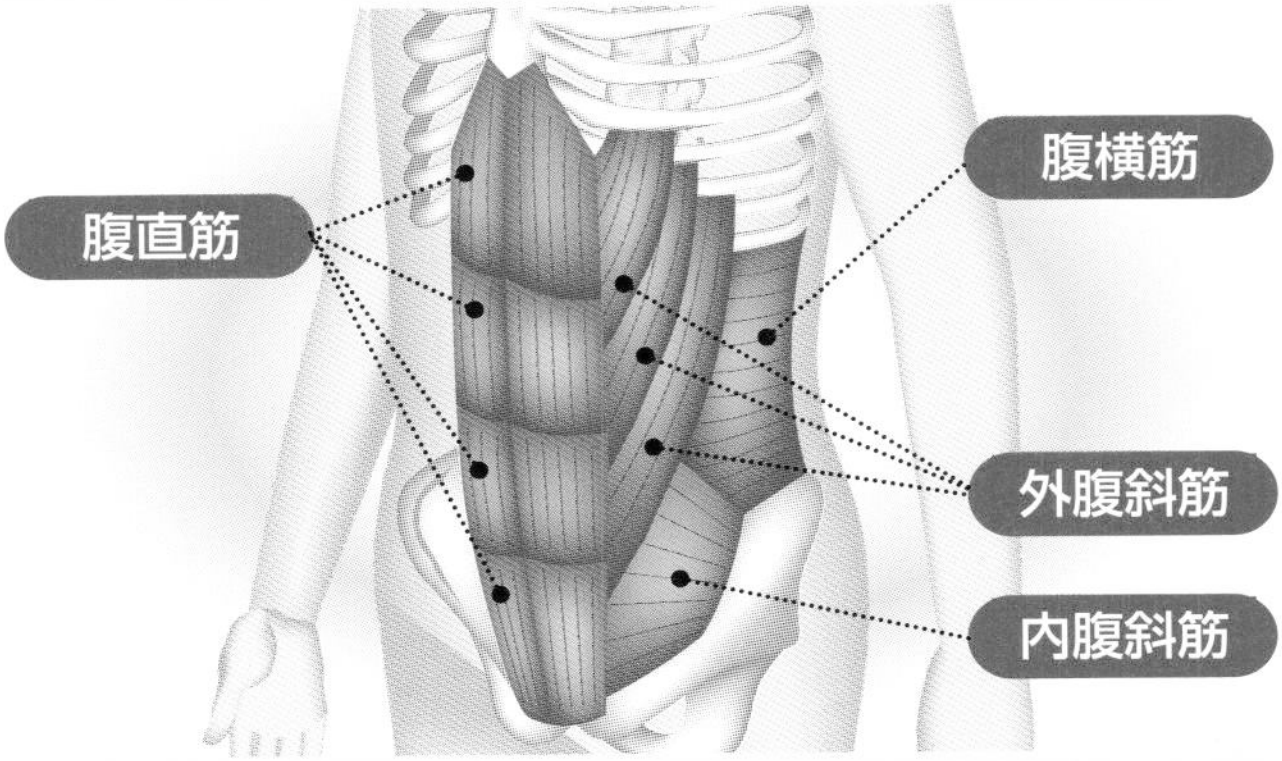

さまざまな臓器が収まっている腹部は、ガードルのような体幹筋で幾重にも覆われている。体幹筋は容積が大きく、鍛えることで糖代謝がひときわ活発になる。

「レジスタンス運動」が指導されています。レジスタンスとは、抵抗という意味。すなわち、**レジスタンス運動は骨格筋に負荷をかけて行う筋トレの一種です。**

みなさんは筋トレというと、腹筋運動やバーベル上げ、マシントレーニングなどをイメージするかもしれません。しかし、糖尿病の患者さんは、重い合併症を併発していることもあるので、そのようなきつい運動は行いません。**医療現場で患者さんに指導するのは、無理なく効率的に骨格筋を鍛えるエクササイズ**です。

第5章・第6章で紹介する**「らくらく筋トレ」は、糖尿病の運動療法で行われるレジスタンス運動に基づいており、全部で8種類（72ページ参照）あります。**これらの中から2～3種類を選び、週2～3日行うだけで、体幹筋をはじめとする筋肉をらくらくに強化でき、糖代謝が活性化されます。

らくらく筋トレ／8種一覧

1 寝たまま腹式呼吸（➡76～77ページ参照）

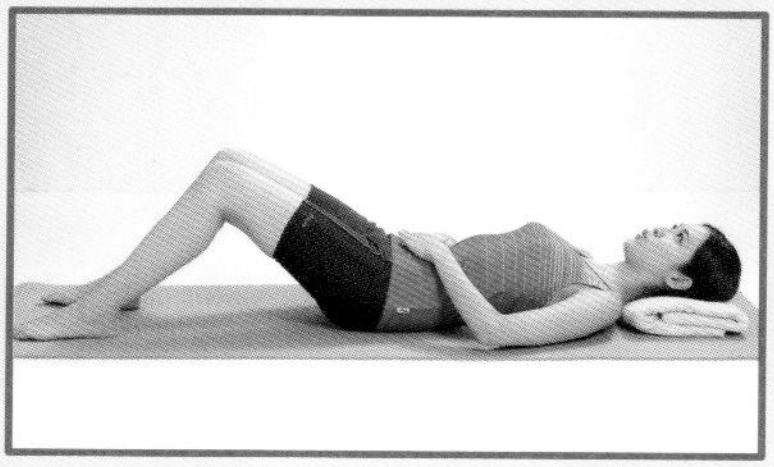

2 寝たまま足上げ（➡78ページ参照）

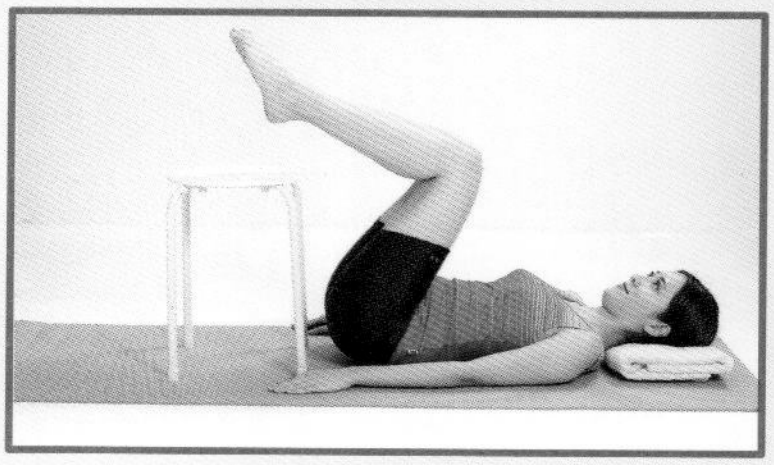

3 背中ブリッジ（➡86～87ページ参照）

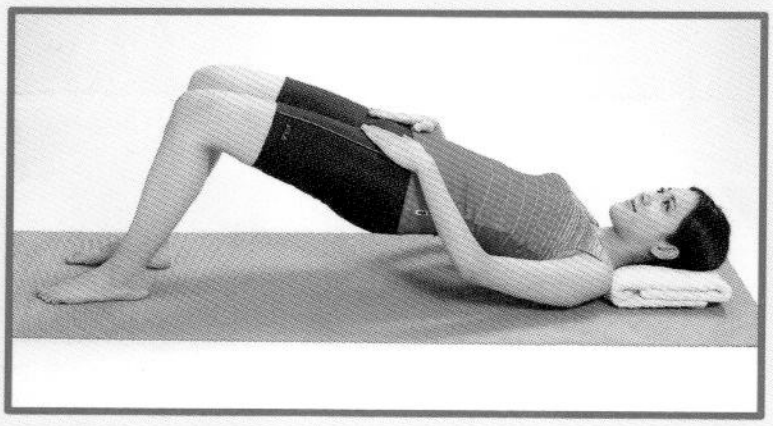

4 ひじつけ腰上げ（➡88～89ページ参照）

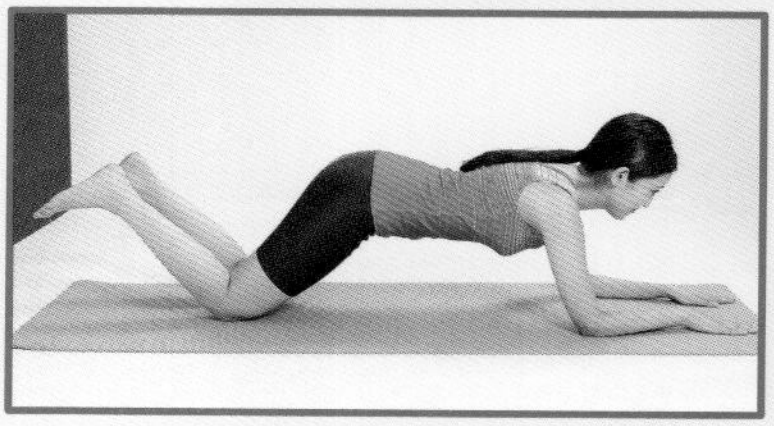

5 ひざ立ち腕上げ（➡90ページ参照）

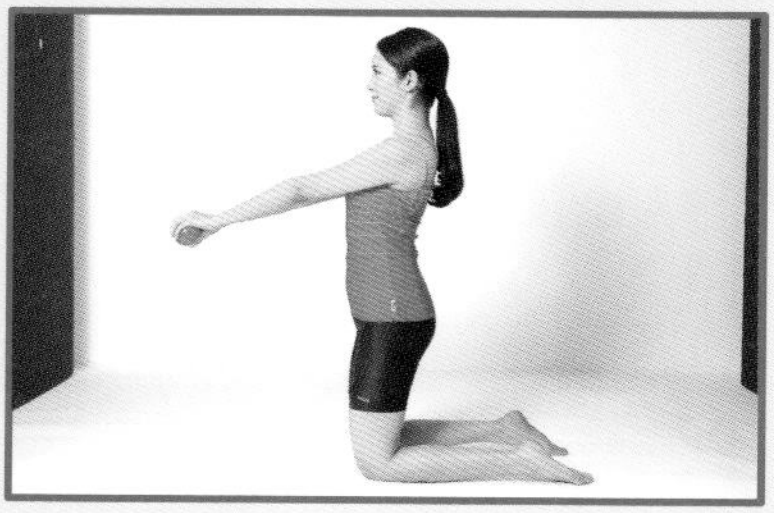

6 5センチ歩き（➡92～93ページ参照）

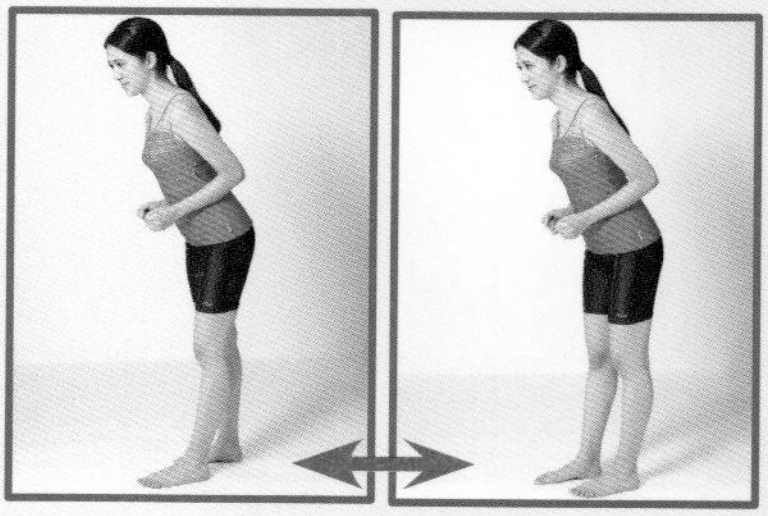

7 直立かかと上げ（➡94～95ページ参照）

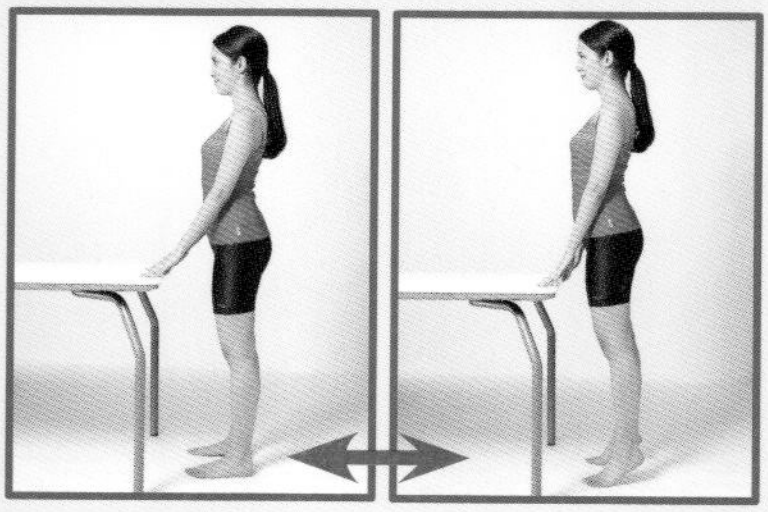

8 ひざ曲げかかと上げ（➡96ページ参照）

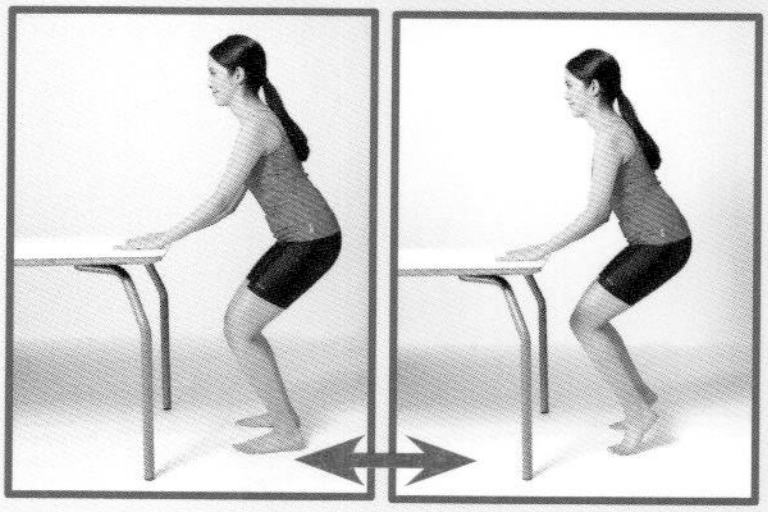

※■は体幹筋トレ、■はお尻の筋肉などを鍛える下肢筋トレ、■は太もも・ふくらはぎを鍛える下肢筋トレ

衰えやすい腹部の筋肉を鍛える「体幹筋トレ」を行えば、ヘモグロビンA1cはみるみる下がりだす

らくらく筋トレは、おなかの筋肉を鍛える「体幹筋トレ」と、お尻《しり》や太もも、ふくらはぎを鍛える「下肢《かし》筋トレ」（第6章参照）に大別されます。

体幹筋や下肢筋を鍛えることには、いくつかの目的があります。

目的の第一は、運動不足によるADL（日常生活動作）の低下を防ぐことです。糖尿病の患者さんは中高年・高齢者に多いのですが、年を取ると全身の筋肉が衰えるほか、神経障害などの合併症を併発すると日常の身体活動量が減って足腰が極端に弱り、歩行困難に陥って寝たきりになるケースも少なくありません。ですから、糖尿病の人は、ＡＤＬの低下による寝たきりを防ぐために体幹筋や下肢筋を積極的に鍛える必要があります。

目的の第二は、糖代謝を高めることです。一般的に、ウォーキングのように酸素を取り込みながら行う有酸素運動を実施すれば、エネルギーの消費量が増えて高い血糖値は改善します。しかし、筋肉量の少ない人は、いくら有酸素運動に励

んでも、思うように血糖値が下がらないことが多いため、骨格筋に負荷をかけて鍛えるレジスタンス運動を行い、体幹筋や下肢筋の量を増やすことが重要になります。血液中のブドウ糖を消費する細胞の多くは筋肉にあるので、体内に占める筋肉の割合が大きいほど、血糖値を下げる糖代謝の働きも高まるのです。

まずは、体幹筋を鍛える

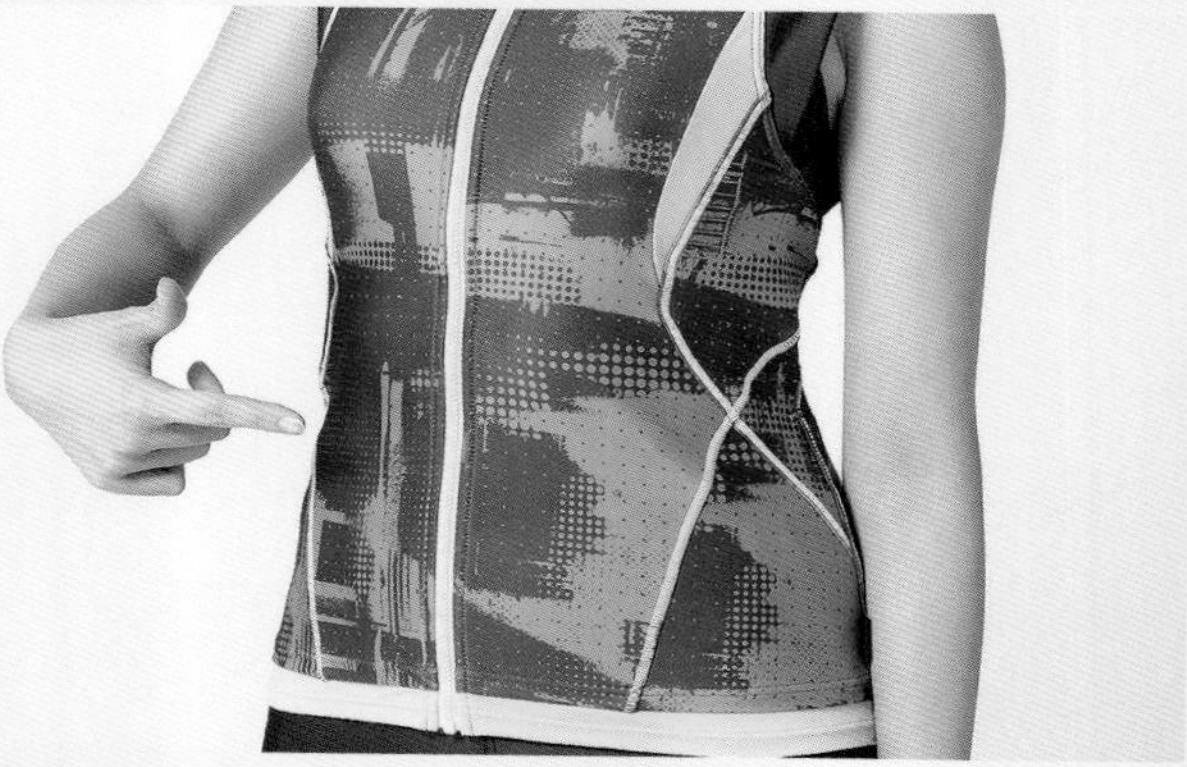

糖尿病の人は、たいてい体幹筋が衰えており、糖代謝が低下している。まずは、らくらく筋トレで腹直筋、腹横筋などを鍛え、糖代謝を高めることが肝心。

糖尿病の運動療法では、最初に、あおむけ寝で手足を固定せずに行う「開放性運動連鎖」（ＯＫＣ）というエクササイズが指導されます。これは重力や体の重さを自分で調整しながら行う比較的負荷の軽い運動で、体幹筋の支持力が鍛えられます。

らくらく筋トレで第一に行う体幹筋トレは、このＯＫＣをもとにした1分間のエクササイズです。体幹筋の支持力がアップするだけでも糖代謝が高まり、ヘモグロビンＡ１ｃはしだいに下がるようになります。

体幹筋トレは寝ておなかをへこませながら行う腹式呼吸と足上げの2種で、1種やるだけでもOK！

では、体幹筋トレのやり方について説明しましょう。

体幹筋トレには、「寝たまま腹式呼吸」（くわしいやり方は76～77ページ参照）と、「寝たまま足上げ」（くわしいやり方は78ページ参照）の2種があります。

寝たまま腹式呼吸は、あおむけ寝で腹式呼吸を行うエクササイズです。具体的には、鼻から息を吸っておなかをふくらませたら、おなかをへこませて口から息を吐き切り、そのまま5秒間キープします。これを6回くり返します（約1分）。**寝たまま腹式呼吸を実行し、おなかを動かすことで腹横筋などが鍛えられます。**

一方、寝たまま足上げは、あおむけ寝でイスの上に乗せた足を宙に上げて5秒間キープするエクササイズです。これを10回くり返します（約1分）。**寝たまま足上げをやると、腹横筋、腹直筋などが鍛えられます。**

どちらも簡単なエクササイズですが、体幹筋の支持力を強める抜群の効果が得られます。2種のうち、いずれか1種行うだけでもOKです！

寝たまま腹式呼吸

1セット 1分

腹横筋はおなかの筋肉のうち内臓を支えている深部筋肉で、体幹を安定させる主要な筋肉の1つ。

❶ 体操スタート ← ❷

❶ 床にあおむけに寝て、おなかに両手を置く。両足は肩幅に開き、両ひざは軽く曲げ、リラックスする。

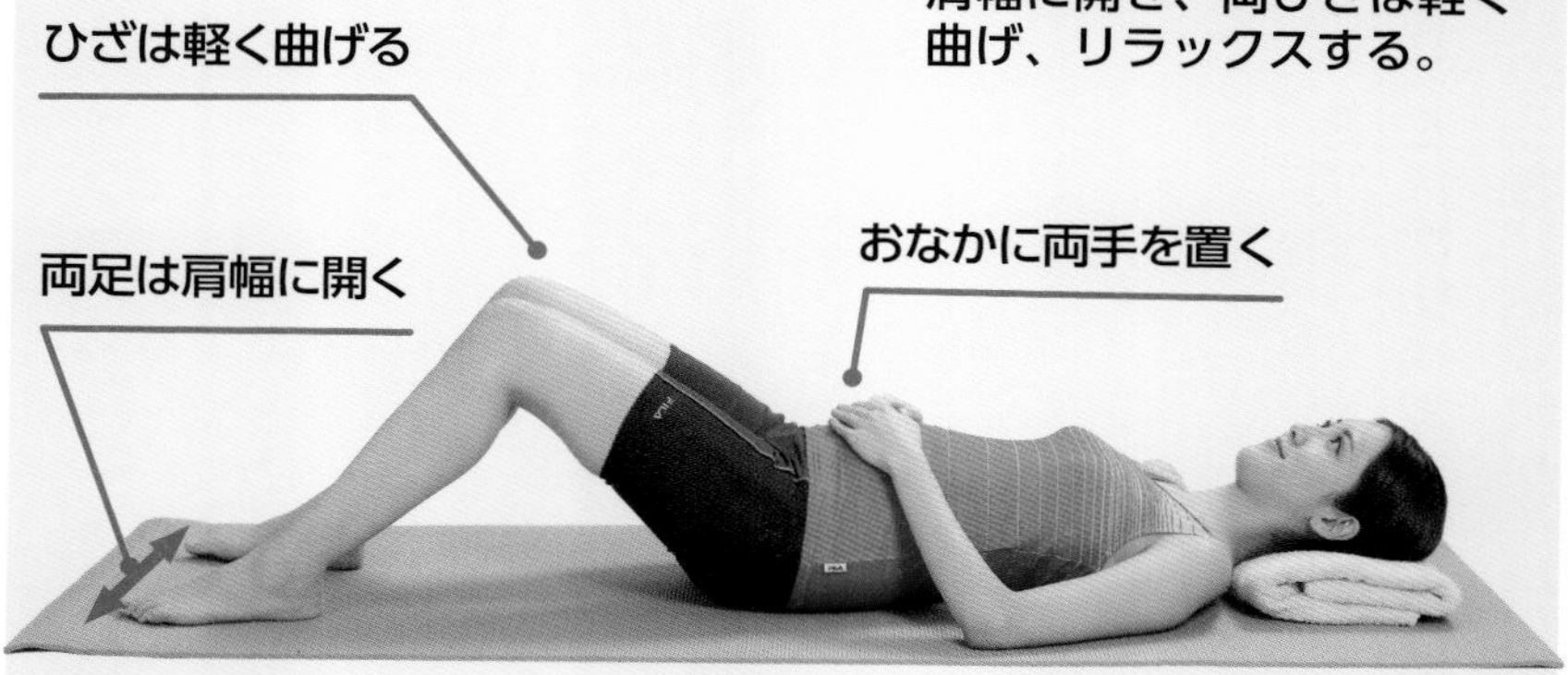
ひざは軽く曲げる
両足は肩幅に開く
おなかに両手を置く

❷ 鼻から息をゆっくりと吸い、その吸気でおなかをふくらませていく（腹横筋をゆるませる）。

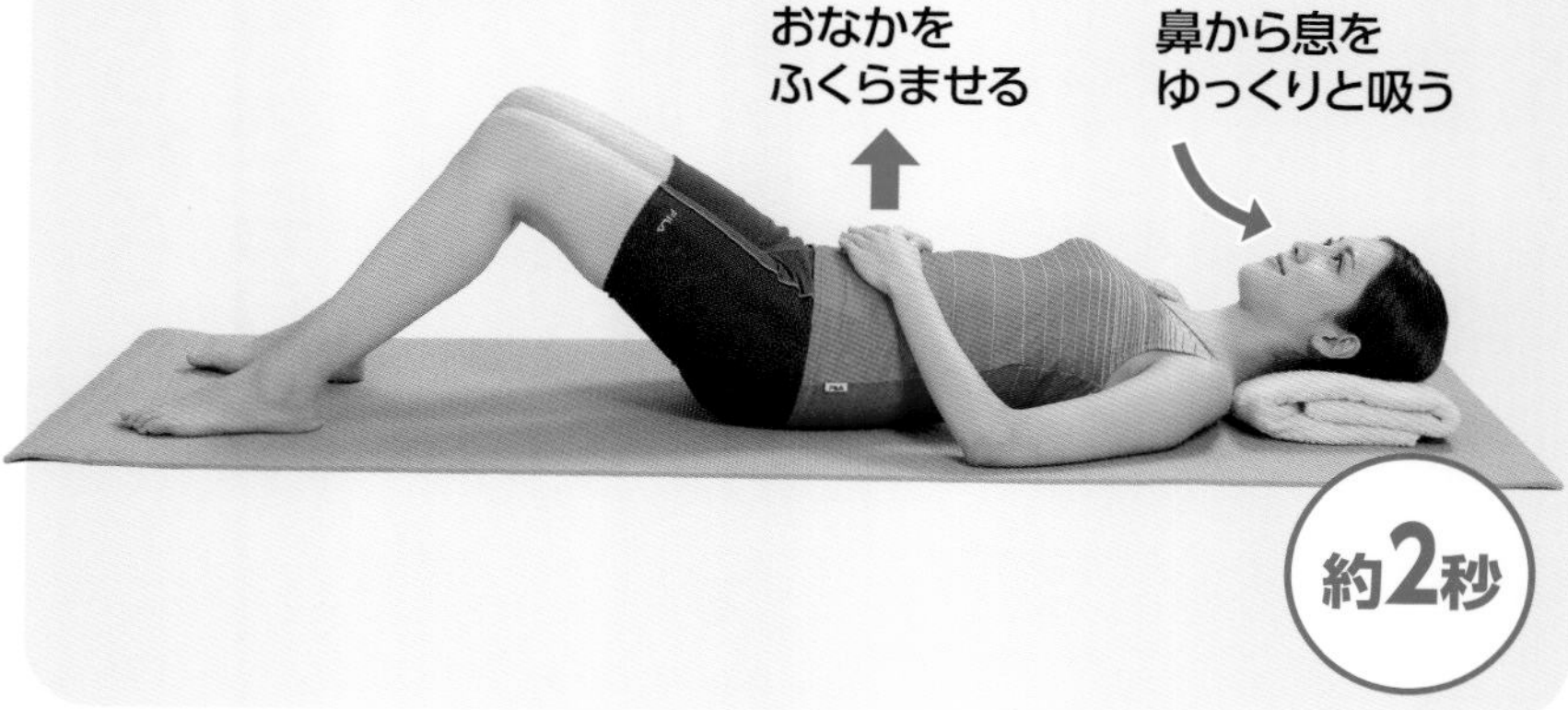
おなかを
ふくらませる
鼻から息を
ゆっくりと吸う
約2秒

＊らくらく筋トレ①②は『糖尿病運動療法』（医歯薬出版）をもとに一部改変

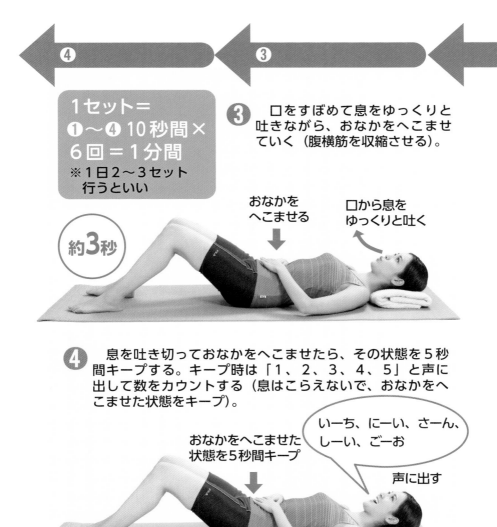

1セット＝
❶～❹ 10秒間×
6回＝1分間
※1日2～3セット
行うといい

❸ 口をすぼめて息をゆっくりと吐きながら、おなかをへこませていく（腹横筋を収縮させる）。

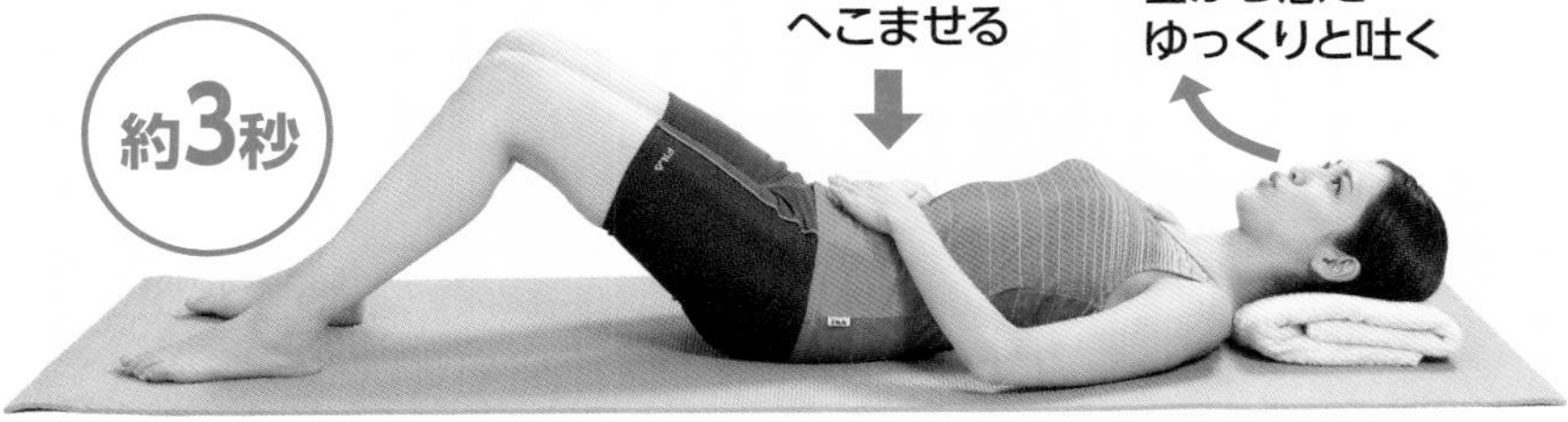
おなかをへこませる
口から息をゆっくりと吐く

❹ 息を吐き切っておなかをへこませたら、その状態を5秒間キープする。キープ時は「1、2、3、4、5」と声に出して数をカウントする（息はこらえないで、おなかをへこませた状態をキープ）。

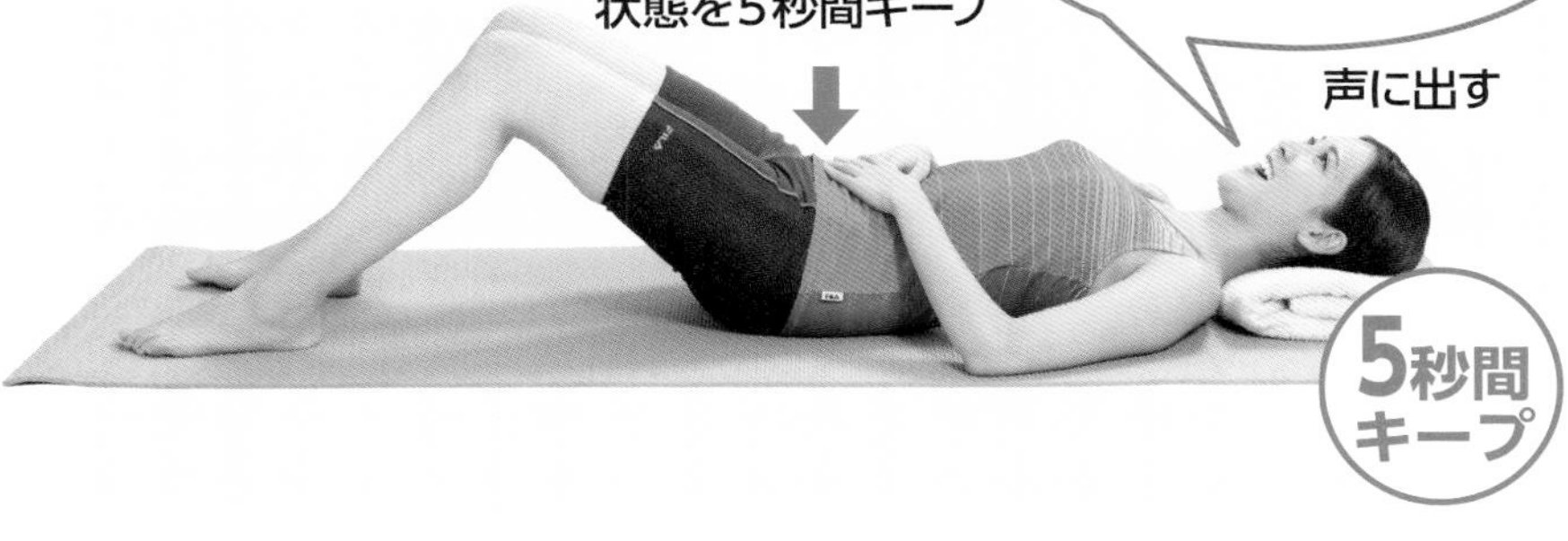
いーち、にーい、さーん、しーい、ごーお
おなかをへこませた状態を5秒間キープ

寝たまま足上げ

1セット **1** 分

腹直筋はおなかの筋肉のうち表面を走る表層筋で、一般に「腹筋」と呼ばれる。体幹を保つ最も主要な筋肉。

1セット＝
❶❷ 6秒間
×10＝1分間
※1日2〜3セット
行うといい

❶ 床にあおむけに寝て、両足をイスの座面に乗せる。そしてまず、おなかをへこませる（呼吸に関係なく、腹筋の力だけで行う）。

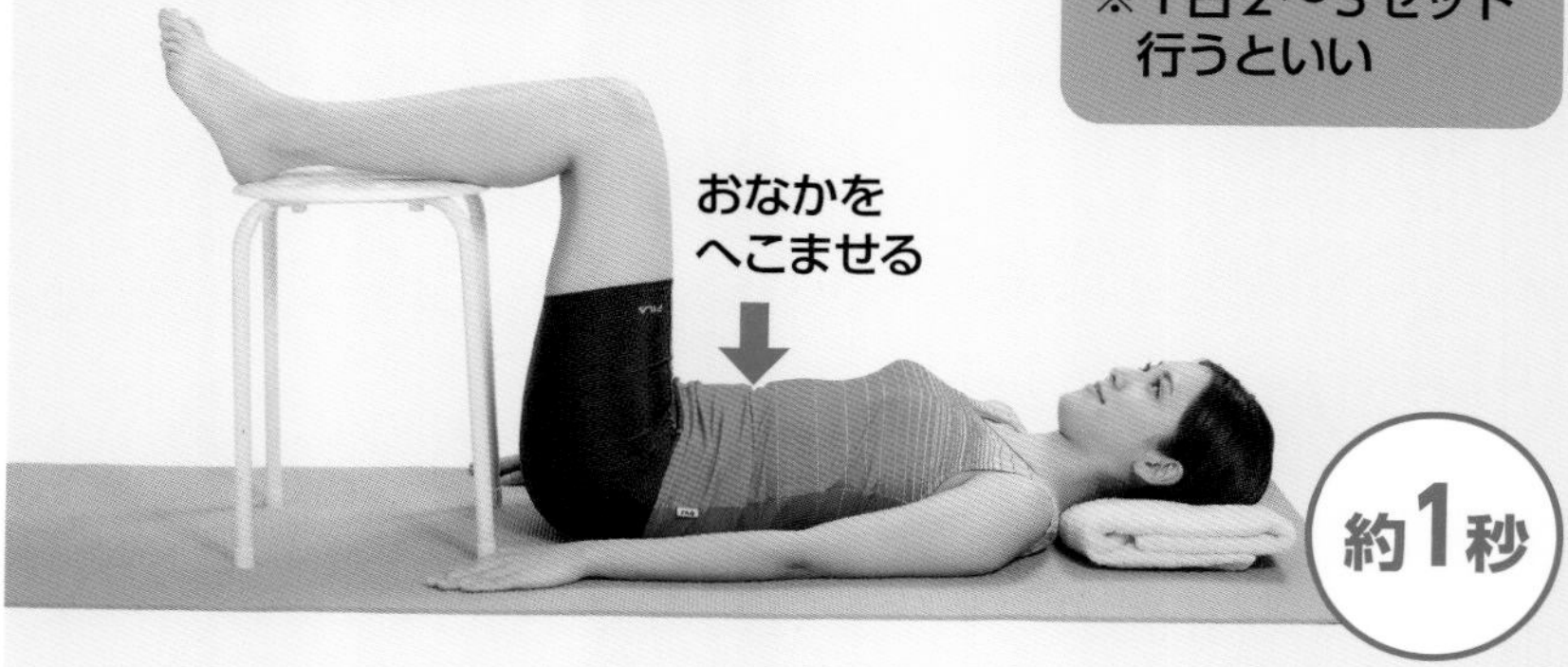
おなかを
へこませる
約1秒

❷ おなかをへこませたまま両足を持ち上げ、尾てい骨を床から離す。この状態を5秒間キープしたら❶に戻る。

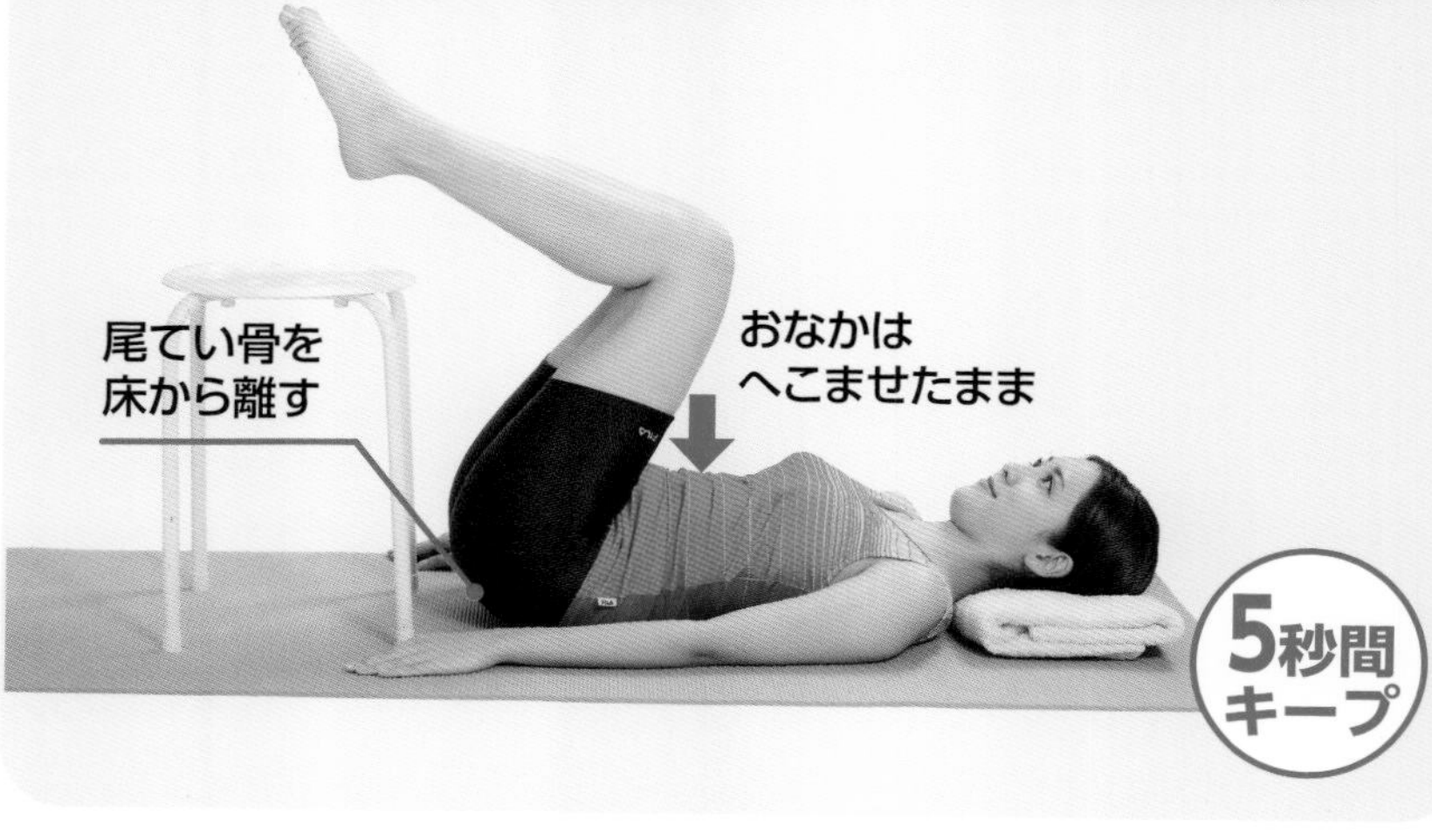
尾てい骨を
床から離す
おなかは
へこませたまま
5秒間
キープ

1セット＝❶❷約６秒間×５回＝30秒間

※基本は２セットで１分間。１セットでもかまわない

②

❷　両手のひじは床につけたまま、両ひざを曲げ、腰を持ち上げる。背中は反らさないように注意する。この状態を５秒間キープする。

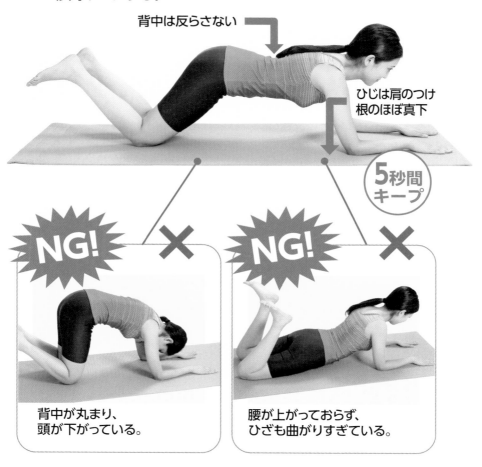

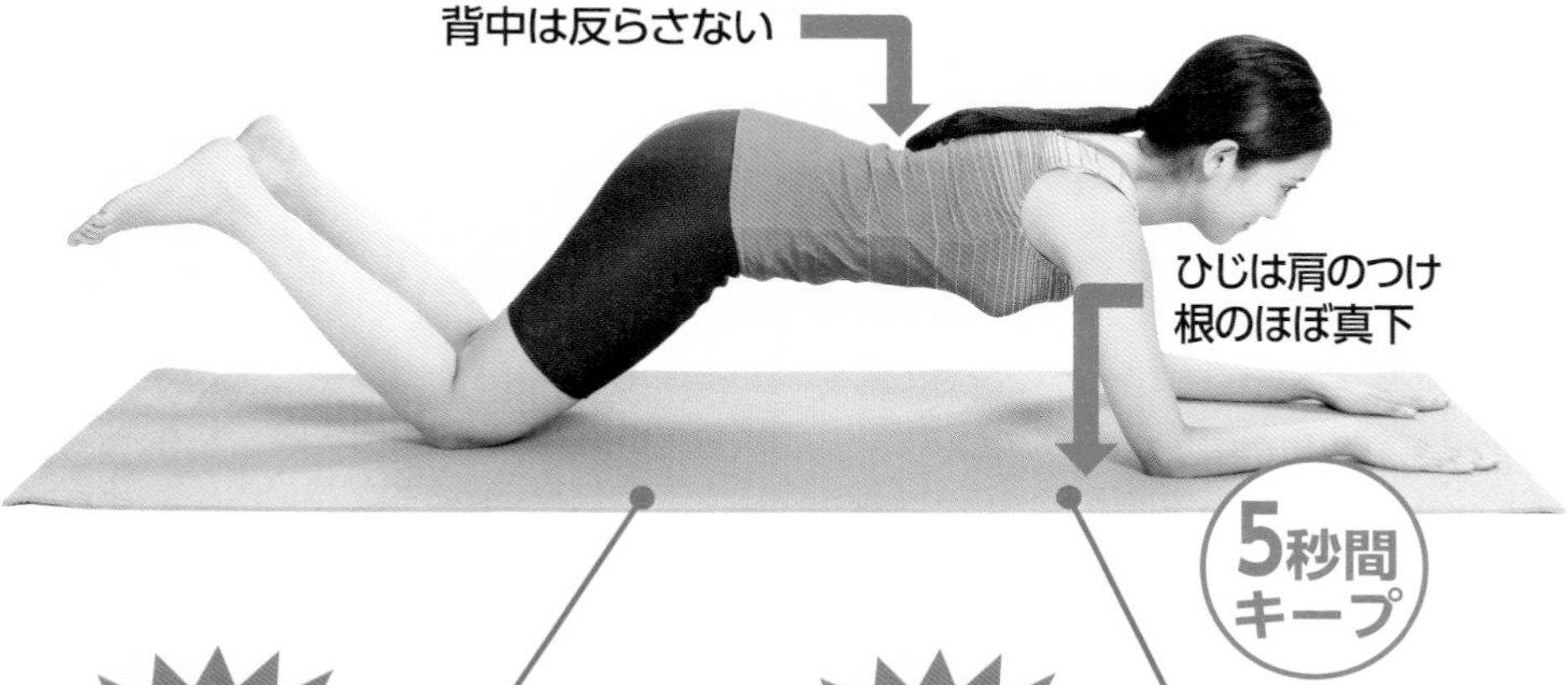
背中は反らさない
ひじは肩のつけ根のほぼ真下
5秒間キープ

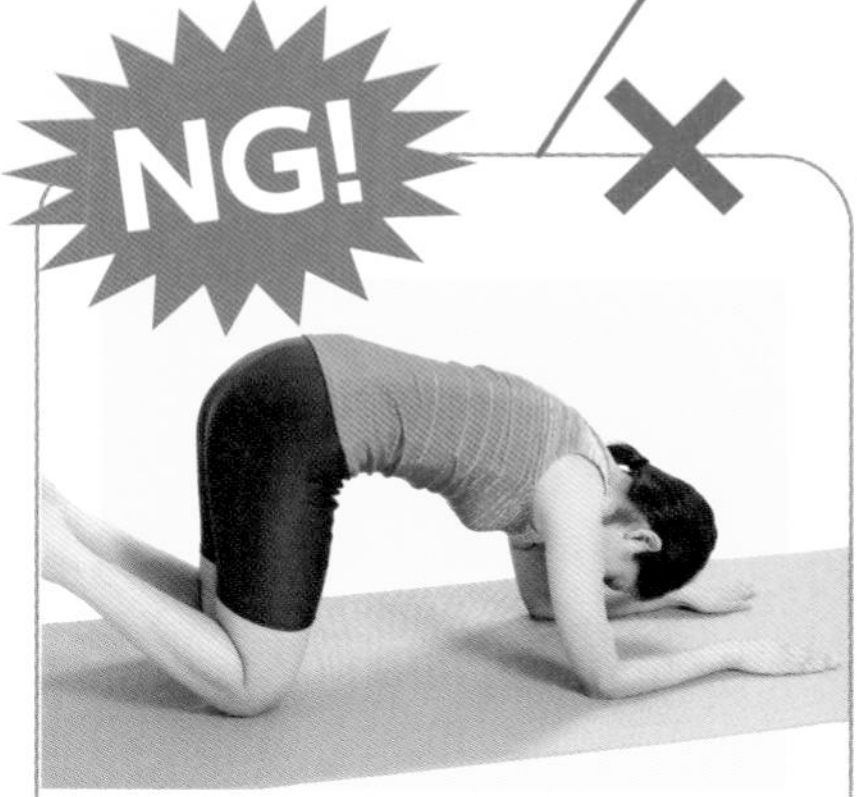
NG!
×

背中が丸まり、
頭が下がっている。

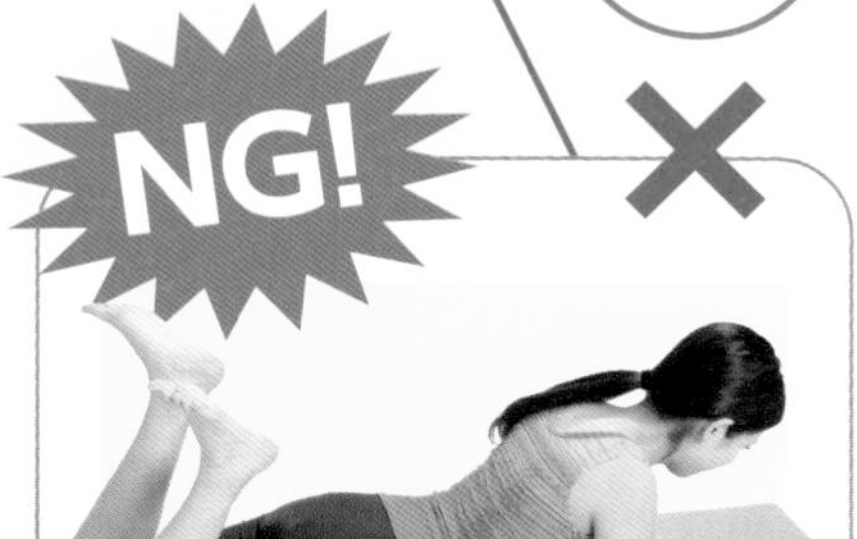
NG!
×

腰が上がっておらず、
ひざも曲がりすぎている。

ひざ立ち腕上げ

2セット **1** 分

1セット＝❶ 3秒間＋
❷ 30秒間＝33秒間
※2セットで約1分間行う

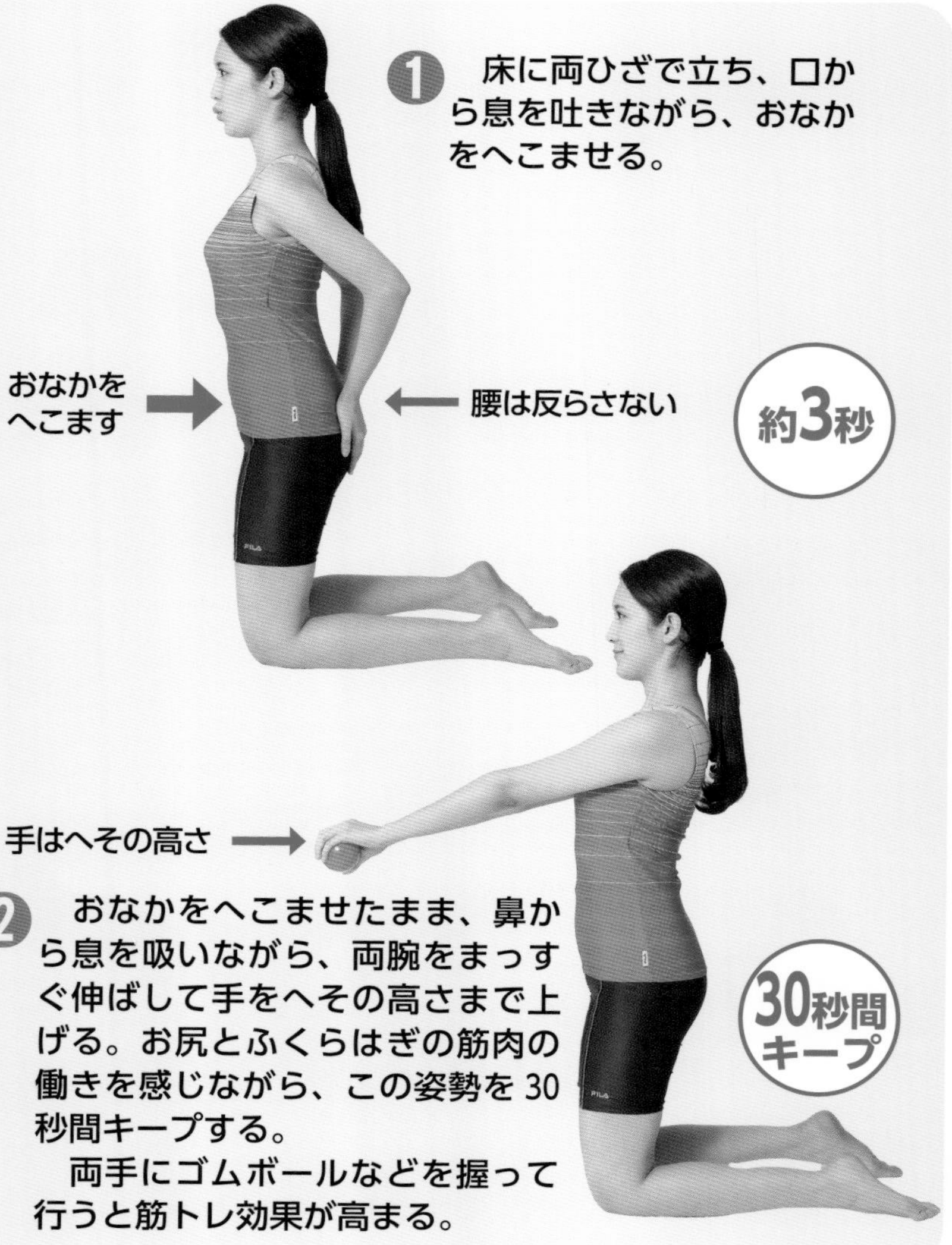
おなかを
へこます
腰は反らさない
約3秒
手はへその高さ
30秒間
キープ

❶　床に両ひざで立ち、口から息を吐きながら、おなかをへこませる。

❷　おなかをへこませたまま、鼻から息を吸いながら、両腕をまっすぐ伸ばして手をへその高さまで上げる。お尻とふくらはぎの筋肉の働きを感じながら、この姿勢を30秒間キープする。

　両手にゴムボールなどを握って行うと筋トレ効果が高まる。

ふくらはぎや太ももの筋肉は、ひざを曲げずに歩く「5センチ歩き」などの1分体操を1種やれば強まる

下肢《かし》筋トレでは、最初に股《こ》関節伸展筋群（主にお尻《しり》の筋肉）の運動をし、次に膝《ひざ》関節伸展筋群（主に太ももやふくらはぎの筋肉）の運動を行います。

膝関節伸展筋群の運動には、短い歩幅でチョコチョコと歩く「5センチ歩き」（くわしいやり方は92～93ﾍﾟｰｼﾞ参照）、机に手をついた状態で立ってかかとを上げる「直立かかと上げ」（くわしいやり方は94～95ﾍﾟｰｼﾞ参照）、机に手をついた状態で中腰になってかかとを上げる「ひざ曲げかかと上げ」（くわしいやり方は96ﾍﾟｰｼﾞ参照）の3種があります（それぞれ1分行う）。基本的には3種すべて行いますが、1種1分を実施するだけでもかまいません。

膝関節伸展筋群の運動を行うことで、ふくらはぎの下腿三頭筋《かたいさんとうきん》や太ももの大腿四頭筋が鍛えられます。また5センチ歩きは、もともとひざ痛を改善するための運動なので、変形性膝関節症の人にもうってつけです。

糖尿病・高血糖の人は、ぜひ「らくらく筋トレ」に取り組んでみてください。

5センチ歩き

1セット 1 分

大腿四頭筋は太もも前側の筋肉で、ひざを伸ばすとき主導的に働く。強化すれば、ひざ痛予防にも役立つ。

基本姿勢を取る

まず、ひじを直角に曲げて立ち、両手をみぞおちの高さまで上げる（A）。次に、上体をやや前に倒して基本姿勢（B）を取る。

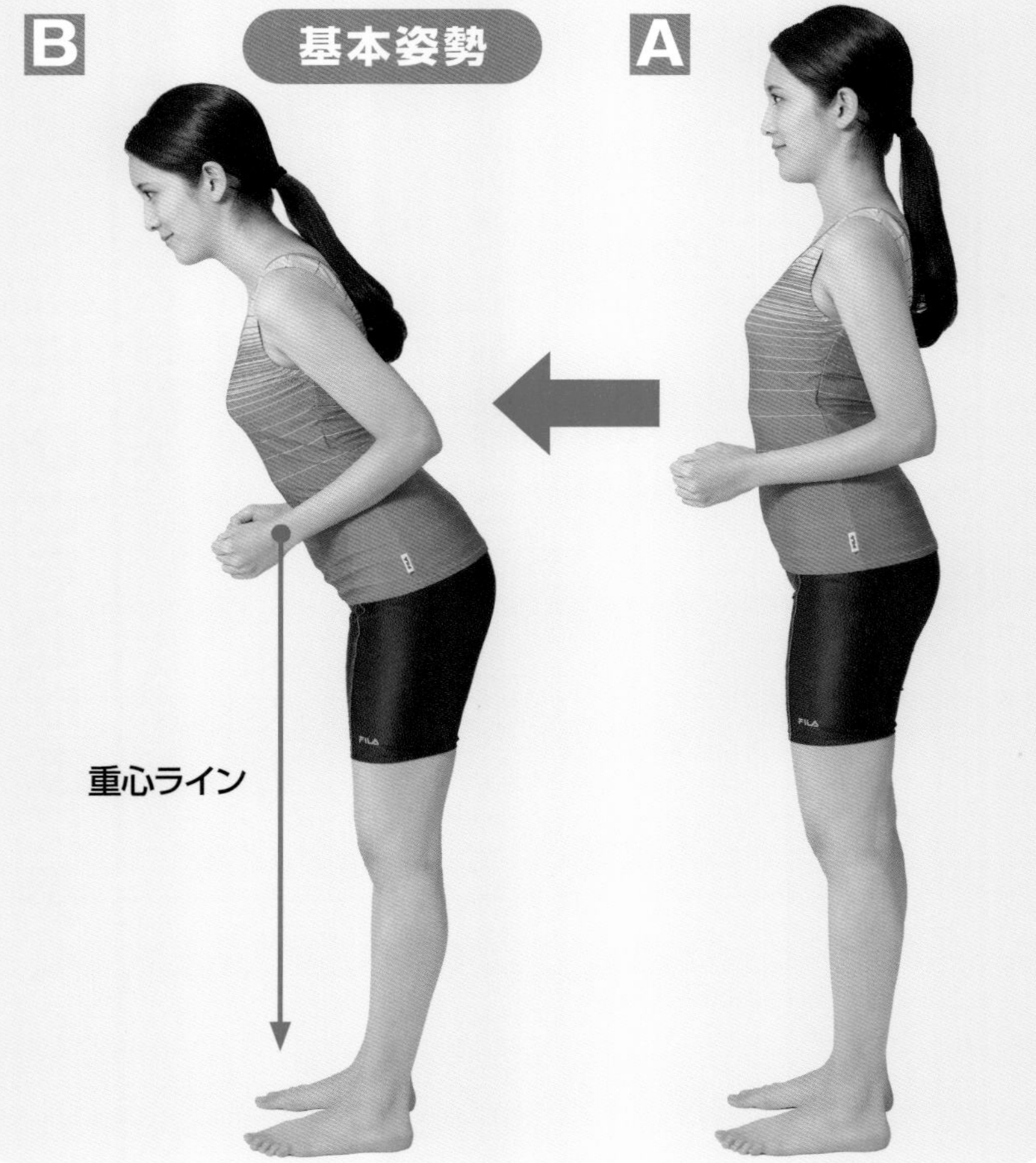

1セット＝❶❷ 2秒間×30回＝1分間

※1日2～3セット行う（約6～9メートル歩く）といい

体操スタート → ❶ → ❷

❶ Bの姿勢から、ひざを曲げずに、片方の足を約5センチ踏み出す。

❷ ひざを伸ばしたまま、もう片方の足を約5センチ踏み出す。❶❷を30回くり返す（約3メートル前に進む）。

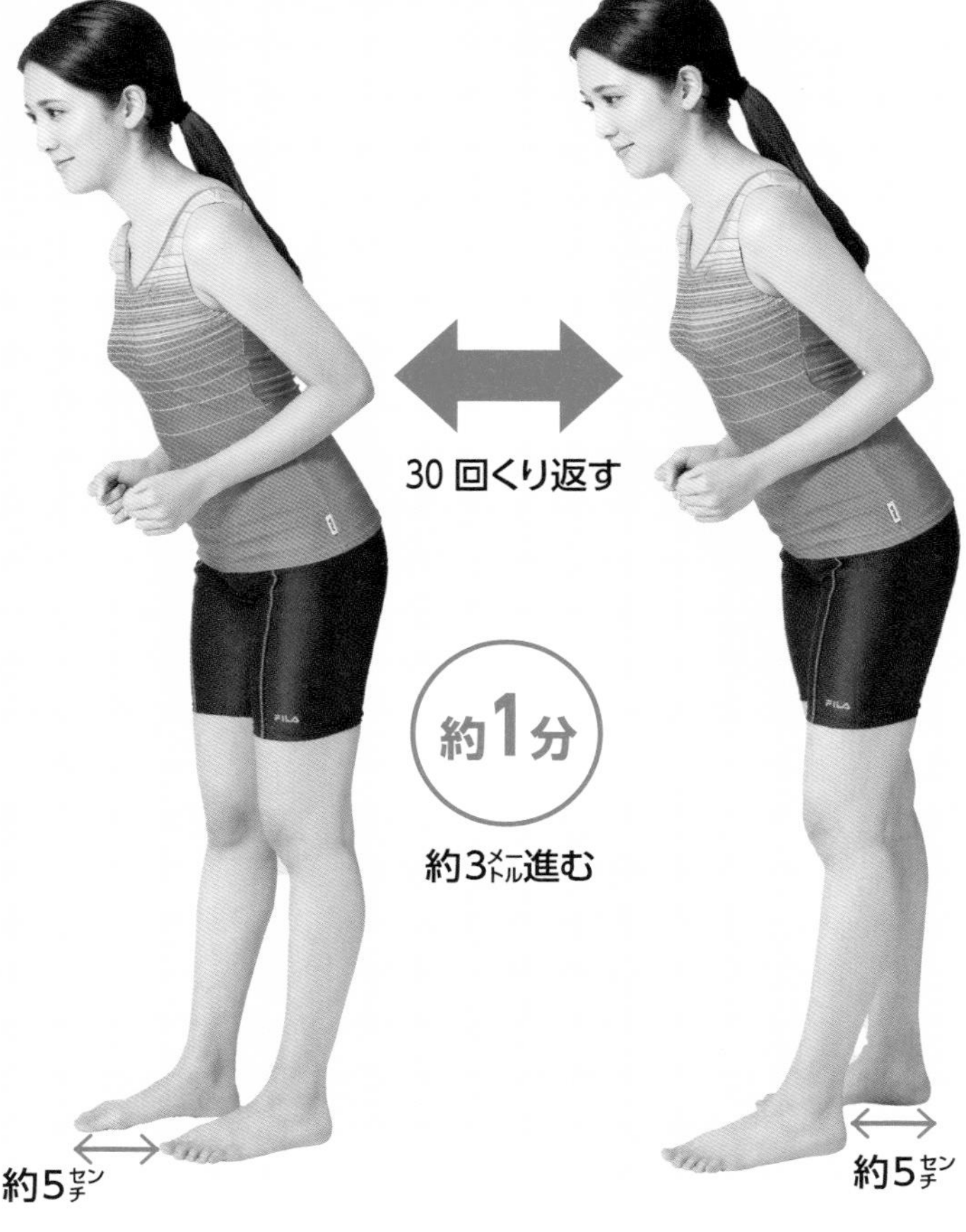

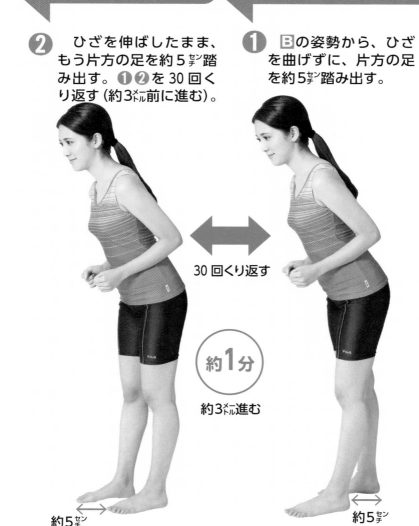

直立かかと上げ

1セット1分

腓腹筋はふくらはぎの筋肉の一種で、殿筋やハムストリングスの力を歩行速度につなげる。

基本姿勢を取る

テーブルの前に、両足を肩幅に開いて立ち、両手をテーブルに添える(体力に自信のある人はテーブルなしでOK。その場合、手は体の左右につける)。

基本姿勢

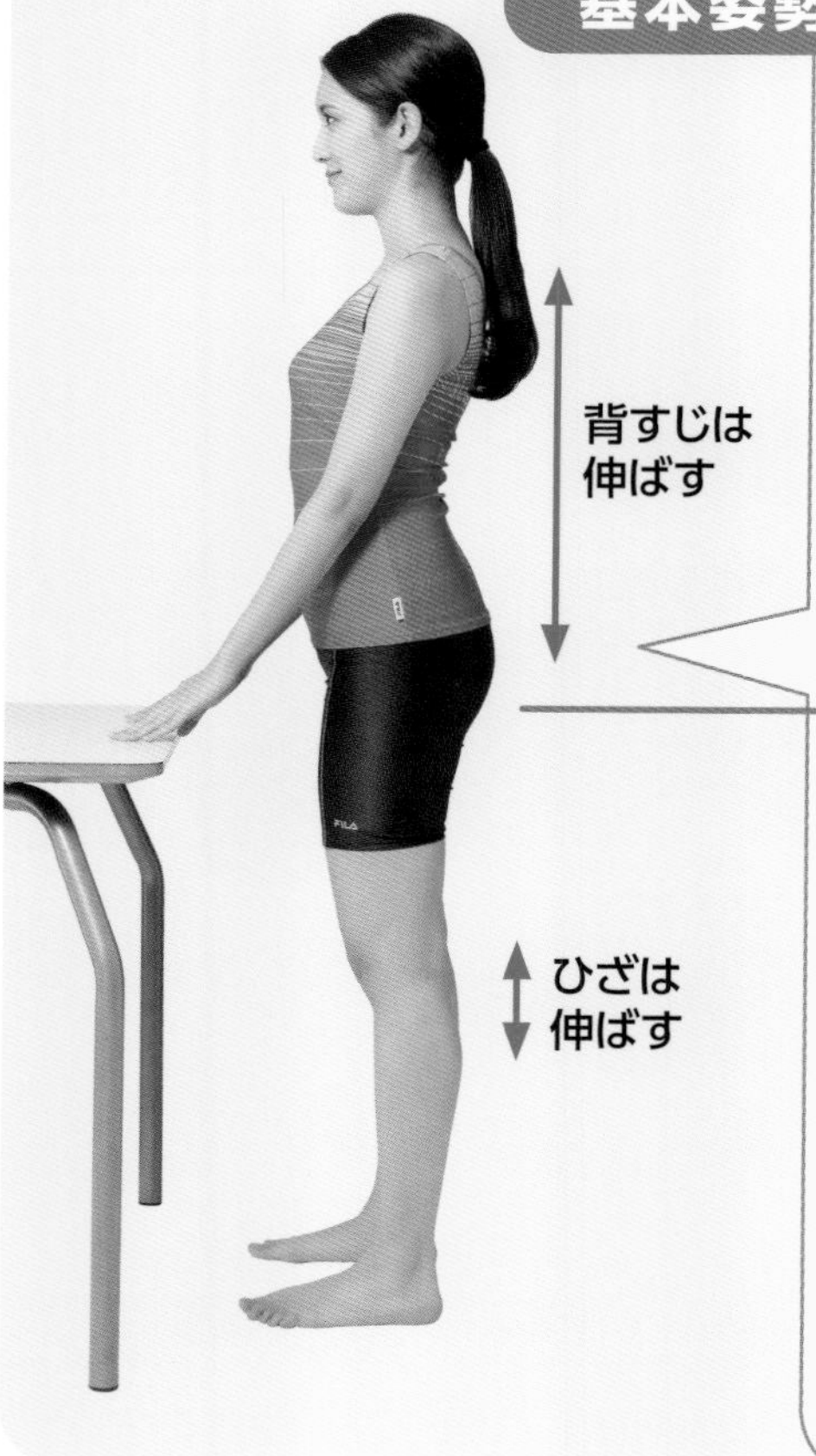

正面から見た図

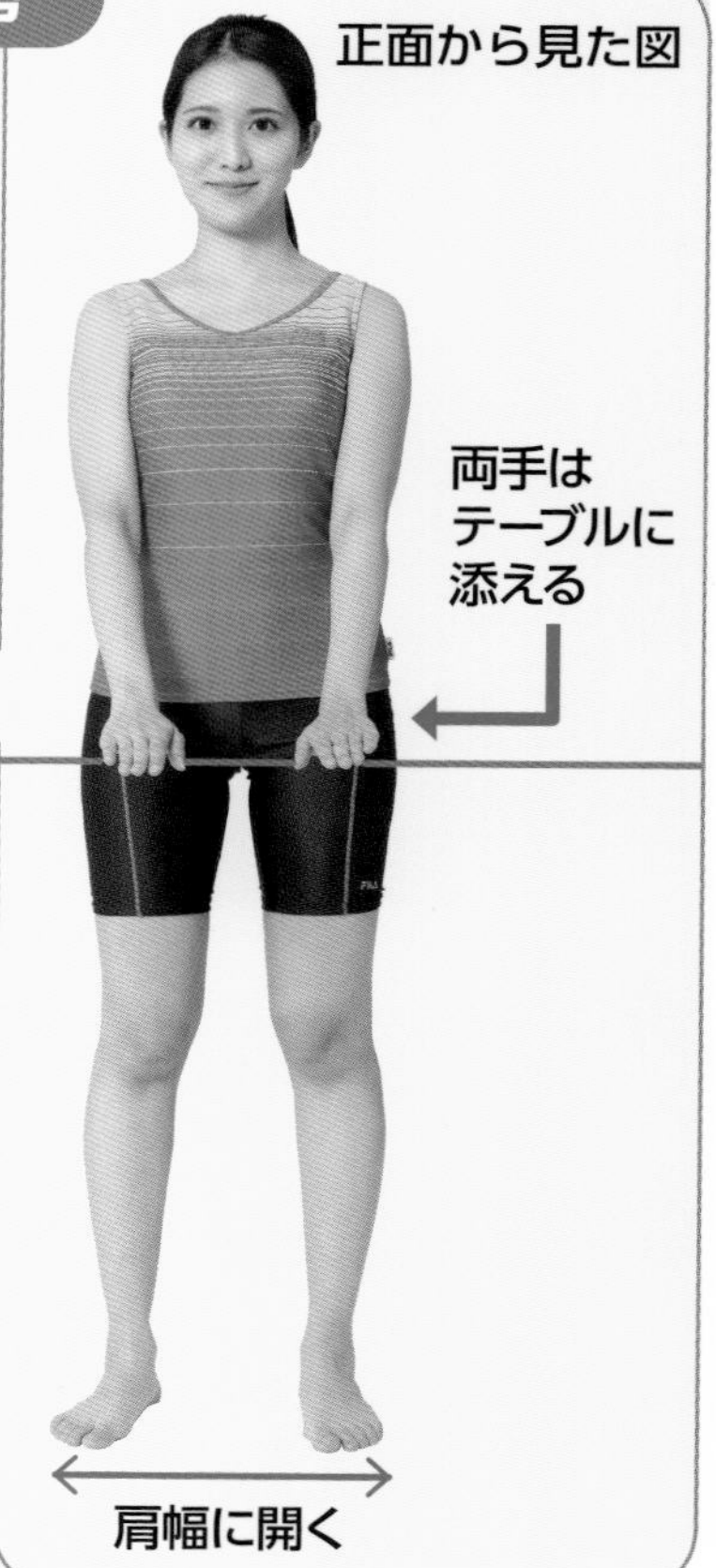

1セット＝❶❷ 6秒間×10回＝1分間

※1日3セット行うといい

体操スタート → ❶ → ❷

❶ おなかをへこませて体幹の深層筋（腹横筋）を働かせながら、かかとを上げ、この姿勢を5秒間キープする。

❷ かかとを上げて5秒間キープしたら、かかとをもとに戻す。❶❷を10回くり返す。

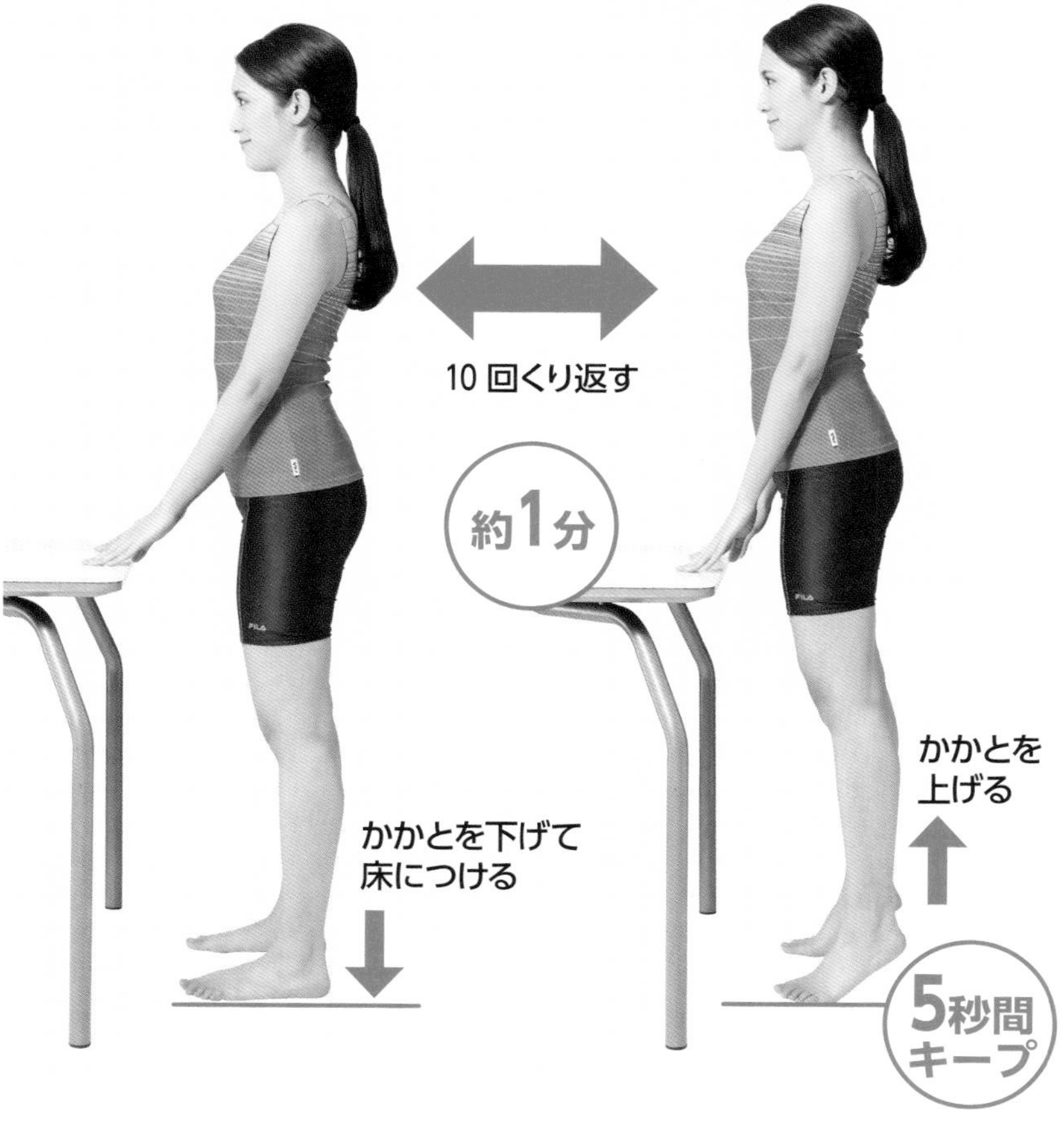
10回くり返す
約1分
かかとを下げて床につける
かかとを上げる
5秒間キープ

ひざ曲げかかと上げ

1セット 1 分

ヒラメ筋はふくらはぎの筋肉の一種。歩きで地面を蹴るときに働き、腓腹筋とともに血流を促す。

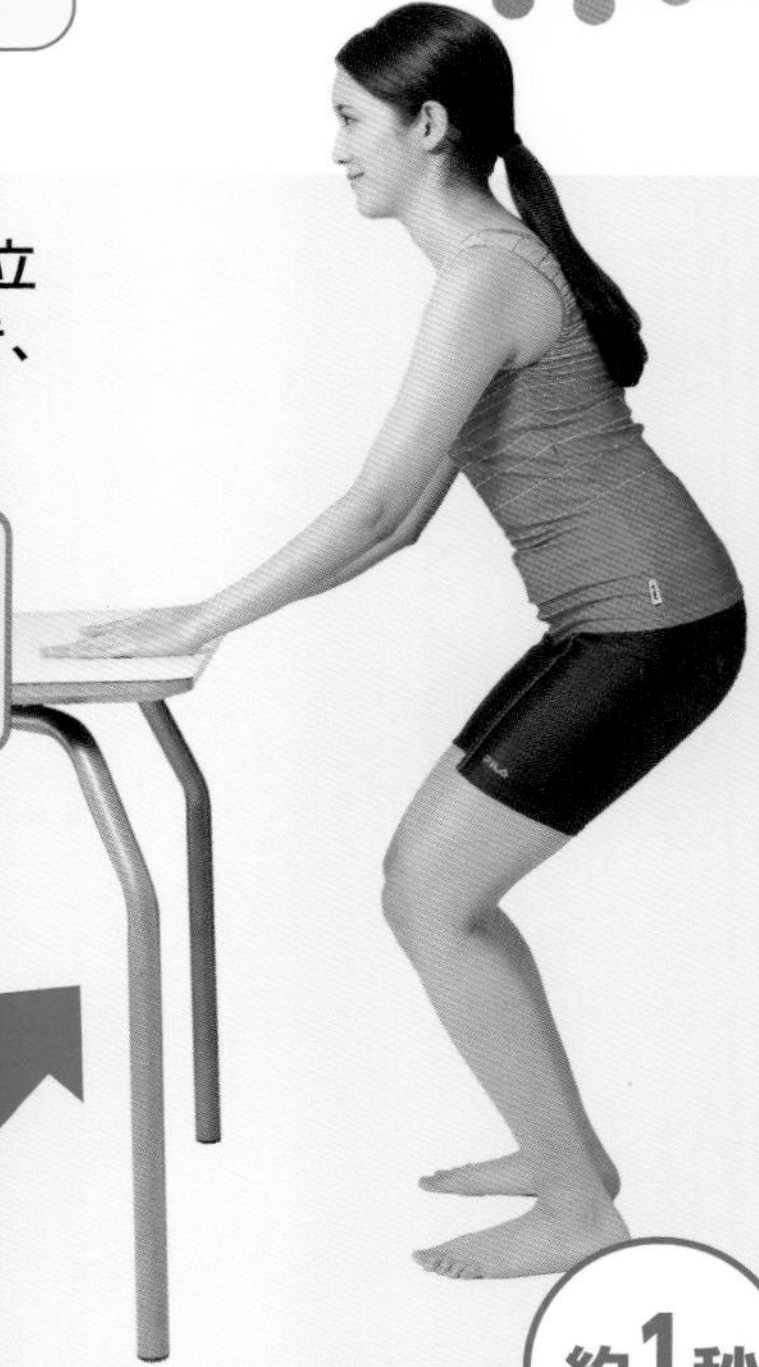

① 両足を肩幅に開いて立ち、両手をテーブルに置き、両ひざを軽く曲げる。

注意！ 体力に自信のある人でも、必ずテーブルに手を置いて行うこと！

10回
くり返す

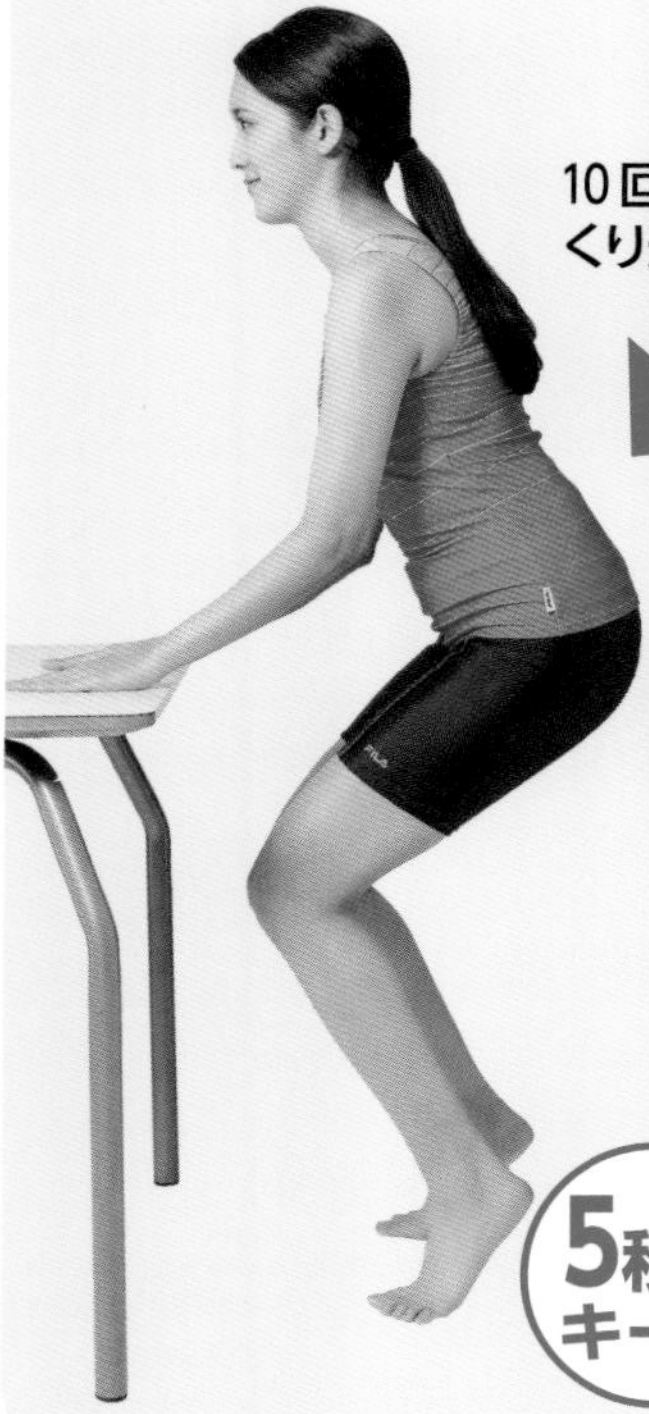

② 両ひざを曲げたまま、かかとを上げて、５秒間キープする。５秒間キープしたら、かかとを下げて①の姿勢に戻る。①②を 10 回くり返す。

1セット＝①②６秒間×10回＝1分間
※1日3セット行うといい

症例報告

2種の「らくらく筋トレ」を行ったらコロナ禍で急上昇したヘモグロビンA1Cが下がり、ほぼ正常化

筋肉に軽い負荷をかけることをくり返す「レジスタンス運動」（筋トレの一種）を行うと、筋肉が増えて血糖値が改善することがわかっています。特に昨今のコロナ禍《か》によるステイホームで血糖値が急上昇する人が増加していますが、そういう患者さんに私は、家庭でできる**「らくらく筋トレ」**をすすめています。

北野《きたの》哲郎《てつろう》さん（80歳・仮名）は、だいぶ前から糖尿病治療のため私が勤務しているクリニックに通院しています。これまで血糖降下薬（DPP－4阻害薬、ビグアナイド薬）や食事療法によって、北野さんはヘモグロビンA1c

おなかをへこませて行う

ひざ立ち腕上げ

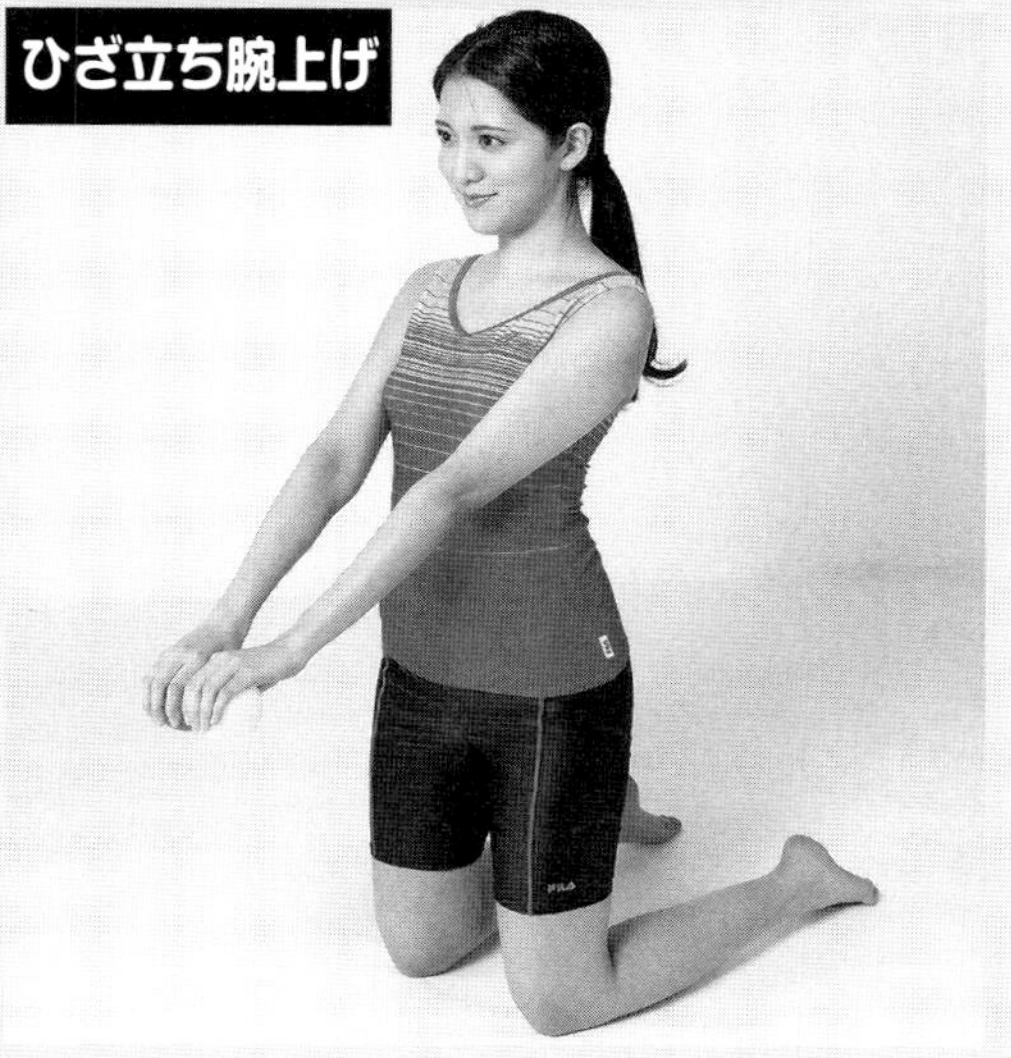

腹筋の力だけでおなかをへこませ、その状態を保ったまま両腕を上げるのがコツ。

が6・5〜6・8％（6・5％以上で糖尿病型）と比較的いい状態を保っていたのですが、昨年5月末、8・1％に急上昇しました。コロナ禍で自宅にこもり、間食が多くなったためと考えられます。

そこで私は、間食をやめることと、1日6000歩のウォーキング、さらに体幹筋を鍛える「らくらく筋トレ」をすすめました。

北野さんが特に気に入って実行したのは、あおむけで寝た姿勢で足を曲げ、腹部に手を当ててゆっくり腹式呼吸をする「寝たまま腹式呼吸」です。この運動によって、体幹筋のうちの腹直筋を鍛えることができます。**もう一つ実行したのは、ひざ立ちの姿勢で行う「ひざ立ち腕上げ」**で、腹横筋と大殿筋を鍛えるのに適しています。どちらも足腰が弱った高齢者でも実践しやすい運動です。

北野さんはこの2種の筋トレをほぼ毎日、毎食後に1セット（1日3セット）ずつ行ったそうです。その結果、2ヵ月後の7月末にはヘモグロビンA1cが7・0％にまで下がり、以後6％台を維持できるようになっています。

なお、北野さんはウォーキングをしているときに胸痛を感じるようになり、循環器系の専門病院を受診したところ、心筋梗塞《こうそく》が見つかりました。高齢者が運動をする場合には、定期的なメディカルチェックも大切です。

食べる順番療法は、少なくとも1ヵ月は続けてください。ある程度続けて効果が現れだすと、この食事療法に取り組む意欲がわき、長く続けられるはずです。

食べる順番療法のやり方

野菜→おかず→主食の順番に食べる

①野菜　ゆっくり時間をかけて食べる

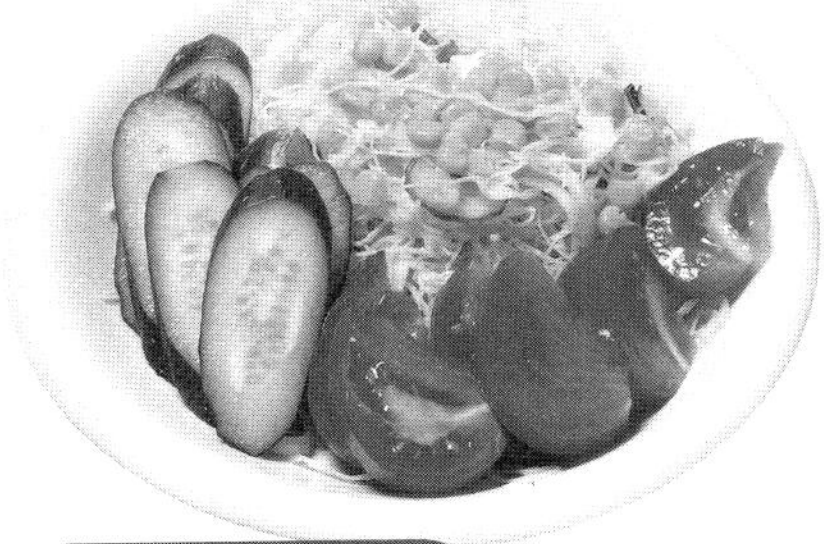

- 野菜を食べ切ってからおかずを食べる
- 10分間を目標にゆっくり、よく噛んで食べる
- 野菜や海藻を1日400グラムを目安にバランスよくとる

淡色野菜	150～200グラム
緑黄色野菜	150～200グラム
キノコ類	約50グラム
海藻類	約20グラム

②おかず　肉・魚介類・大豆でたんぱく質を補う

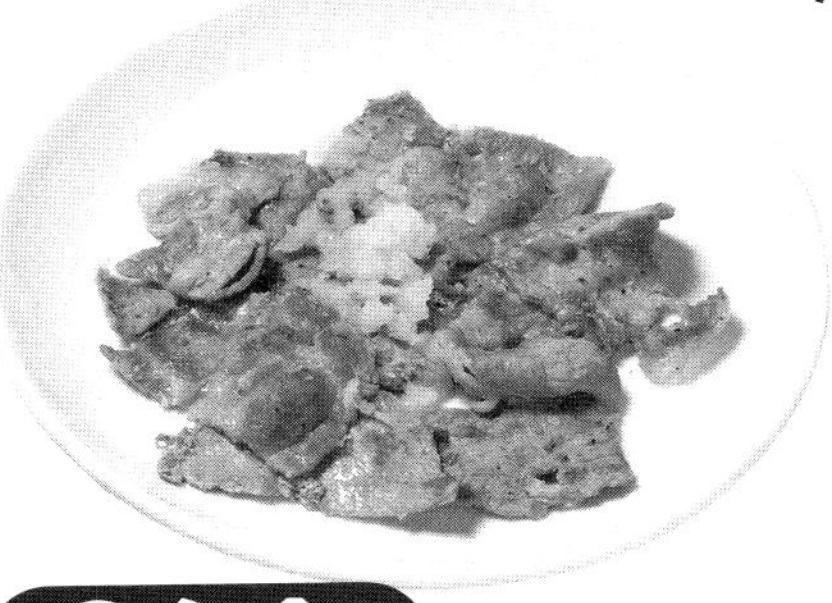

肉や魚で動物性たんぱく質をとってもよいが、大豆などの植物性たんぱく質を補うのが理想的。

× たんぱく質を補うおかずとしてふさわしくない料理
肉ジャガ、唐揚げ、甘露煮、筑前煮など

③主食　1食当たり150グラムを目安に食べる

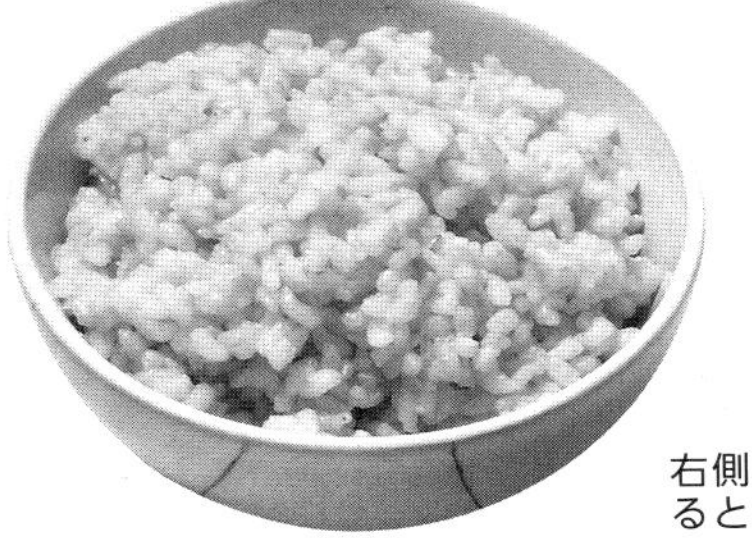

男性　150～200グラム
女性　100～150グラム

めん類やパンよりも、ご飯のほうがいい（特に、玄米がおすすめ）。主食となるご飯などの量が多いと感じたときは無理に食べ切らず、残すようにすること。

↑
右側の囲みで示したことを心がけると効力がアップする。

ストレスは糖尿病を悪化させる要因で、散歩やストレッチなど適度な運動が解消に役立つ

糖尿病の主な原因は、糖質のとりすぎや運動不足です。

とはいえ、糖尿病の発症には、さまざまな原因が間接的に絡んでいます。実は、心身のストレスも糖尿病を招く要因の一つです。

私たちが不安や焦り、怒りなどの精神的ストレス、あるいは痛みや苦しみなどの身体的ストレスを感じたとき、自律神経（意志とは無関係に内臓や血管の働きを支配する神経）の一つである交感神経（体を活発に働かせる神経）が高ぶり、さまざまなホルモンが体内で分泌《ぶんぴつ》されます。その中に、グルカゴンやアドレナリン、甲状腺《こうじょうせん》ホルモン、コルチゾールといった血糖値を上昇させるホルモンもあります。

ですから、**いつもストレスを抱えているとインスリンの働きが妨げられ、高血糖状態が続くことになります。**その結果、糖尿病を発症するリスクが高まるとともに、すでに糖尿病の人は病気が悪化することにもなるのです。

しかも、ストレスを抱えていると過食や偏食、過度の飲酒、不眠など生活習慣

の乱れにつながり、糖尿病を招く重大なリスク要因である肥満に陥りやすいことも問題といえるでしょう。

ストレス解消の一番の方法は運動することです。厚生労働省が発表した「健康づくりのための身体活動基準２０１３」によると、体を動かすと気分転換やストレス解消になり、メンタルヘルスの改善に有効であるとされています。

その理由は、**運動することで心を穏やかにするセロトニンやエンドルフィンというホルモンが体内に分泌されるからと考えられています。**日常的に運動すれば、セロトニンやエンドルフィンが安定的に分泌されるので、心身がストレスにうまく対処できるようになります。

散歩やストレッチといった適度な運動を習慣的に行いましょう。

適度な運動でストレス解消

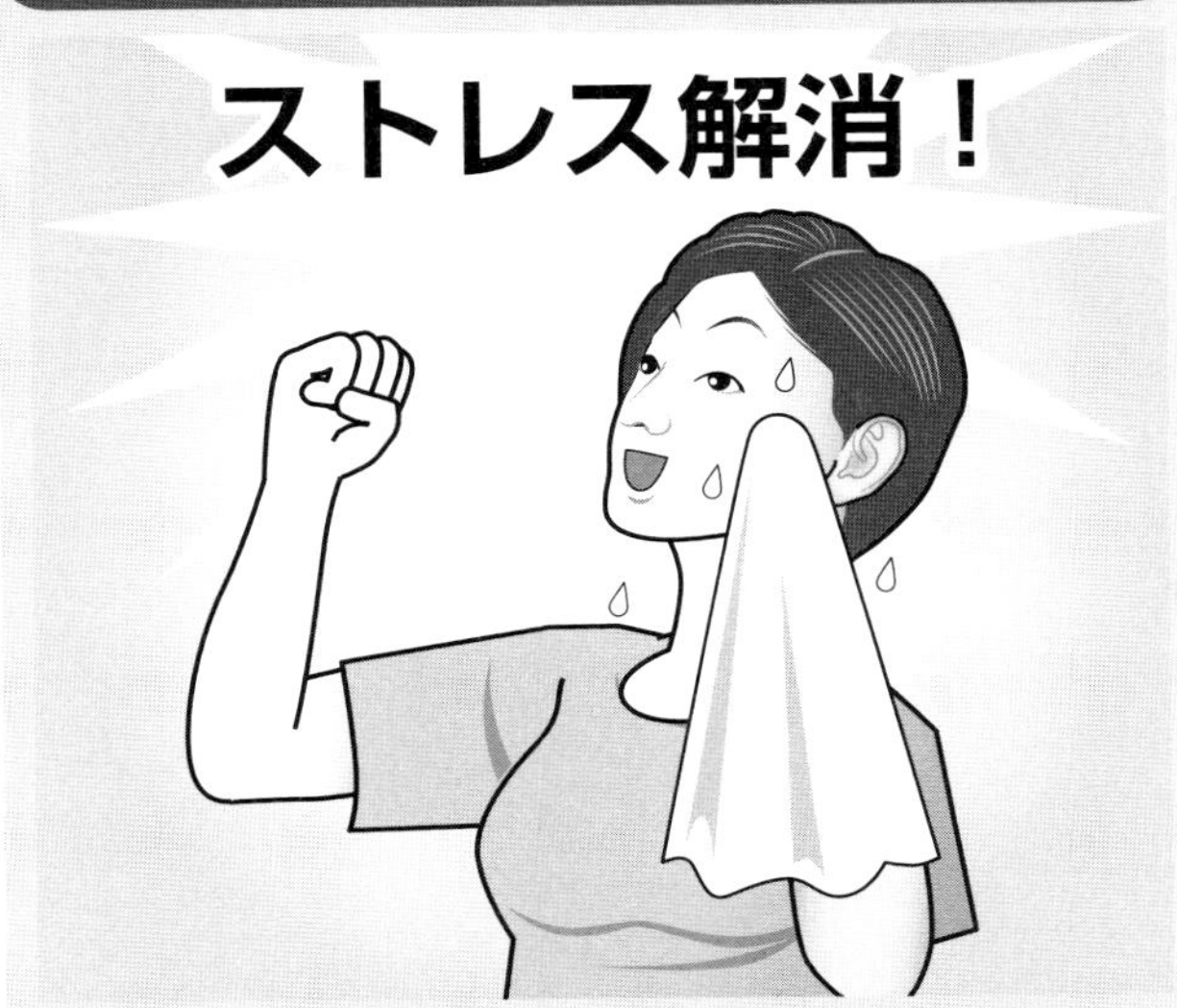

ストレスは高血糖を招く要因の一つ。適度に体を動かすと、心を穏やかにするセロトニン、エンドルフィンが分泌され、ストレス解消に役立つ。

歯周病も糖尿病を悪化させる一因で、予防策は歯磨き・口腔ケアに加えて行う「プラス1ケア」

私たちの口の中には、さまざまな細菌がすみ着いています。健康にとっていい働きをする善玉菌もいれば、健康を害する悪玉菌もおり、それらが渾然《こんぜん》一体となって均衡《きんこう》を保っているのです。この均衡がくずれると、歯周病を招くことになります。

近ごろ、歯周病は、糖尿病の三大合併症（腎《じん》症・網膜症・神経障害）などに次ぐ合併症として注視されています。というのも、**糖尿病になると免疫力（病原体から体を守る力）が低下し、歯周病にかかりやすくなる**からです。

また、歯周病になると、その原因菌である**歯周病菌が、血糖を調節するインスリンの働きを阻害する炎症物質を作り出します。その結果、血糖コントロールがうまくいかなくなり、糖尿病が悪化することにもなる**のです。

歯周病の発症は、糖尿病の治療をしっかりと受ければ抑えられます。同時に、口の中を清潔に保つことも肝心。歯磨きをしたり、デンタルフロスを使ったりして口腔《こうくう》ケアを行い、歯周病菌が増殖しないように心がける必要があります。

おすしは、低脂肪でヘルシーなイメージがあり、外食で回転ずしを利用する人も多いことでしょう。しかし、**しゃり（ご飯）は炭水化物なので、たくさん食べると糖質のとりすぎになります。**しかも、回転ずしは価格が手ごろなので、ついつい食べすぎてしまう傾向があります。

回転ずしでは、まず漬け物や茶碗《ちゃわん》蒸し、みそ汁などのサイドメニューを注文するようにしましょう。テーブルにあるガリでもかまいませんが、いきなりおすしではなく先に何か食べておくことが肝心です。

次に、タコやイカ、貝類などのおすしを注文します。**歯ごたえのあるネタを何度も咀《そ》しゃくすれば、脳の満腹中《ちゅう》枢《すう》が刺激されて食べすぎを防げます。**

そのうえで、旬《しゅん》のネタを選び、ゆっくりと少量食べるようにしましょう。

すしを食べるときの注意点

① おすし以外のサイドメニューを選ぶ

おすしを最初に食べてはいけない。まず、サイドメニューの漬け物や茶碗蒸し、みそ汁などを注文して先に食べる。ガリを先に食べるのもおすすめ。

② タコやイカ、貝類などを先に食べる

おすしのネタは、先にタコやイカ、貝類（アカガイ、ツブガイなど）を選ぶ。歯ごたえのあるネタは、咀しゃく回数が多くなるので食べすぎを防げる。

③ 旬のネタを選んで、ゆっくりと食べる

安いネタのおすしをたくさん食べるのではなく、多少値段が高くても旬のネタを選ぶ。味覚や嗅覚を働かせ、ゆっくりと少量食べることがポイント。

間食をするならカカオ70%以上のチョコレートが最適で、血糖下げ効果もあると海外の研究で判明

111ページで説明したように、ダークチョコレート（カカオ70%以上）には糖尿病の悪化要因である歯周病を予防・改善する効果が認められています。

さらに、**近年の研究によると、ダークチョコレートには血糖の調節をするインスリンの働きを高め、血糖値を下げる作用があることも判明しています。**

イタリアで行われた試験を紹介しましょう。この試験では、健康な15名を対象にダークチョコレートを食べるグループ、食べないグループに分け、15日間にわたってブドウ糖負荷試験を実施しました。すると、ダークチョコレートを食べたグループは、食べないグループに比べて明らかに血糖値が低かったのです。

また、日本でも産学官共同による蒲郡《かまごおり》スタディという大規模調査で、カカオの健康効果が明らかになっています。この大規模調査では、愛知県蒲郡市に住む347名にダークチョコレートを1日25グラム、4週間食べてもらい、カカオの健康効果を評価しました。その結果、血圧が下がったり、血管の柔軟性が高まったり、

悪玉（ＬＤＬ）コレステロールが減ったりしたほか、糖代謝がアップして糖尿病を予防する働きも確認されたのです。

こうした作用は、**カカオに含まれる「エピカテキン」というポリフェノール（植物に含まれる抗酸化成分）の働きでインスリンの分泌《ぶんぴつ》が促される**からではないかと考えられています。

ほかにも、カカオには肝機能の向上、便秘の改善、ストレス解消などの健康効果が確認されています。

チョコレートは、カカオの割合が多いほどエピカテキンや食物繊維が豊富で低カロリーです。**糖尿病の人が間食をとるなら、ダークチョコレートを1日当たり1〜2粒食べるといいでしょう。**無糖のチョコレートも市販されており、これなら血糖値が上がりやすい人も安心です。

間食にはダークチョコレートが最適

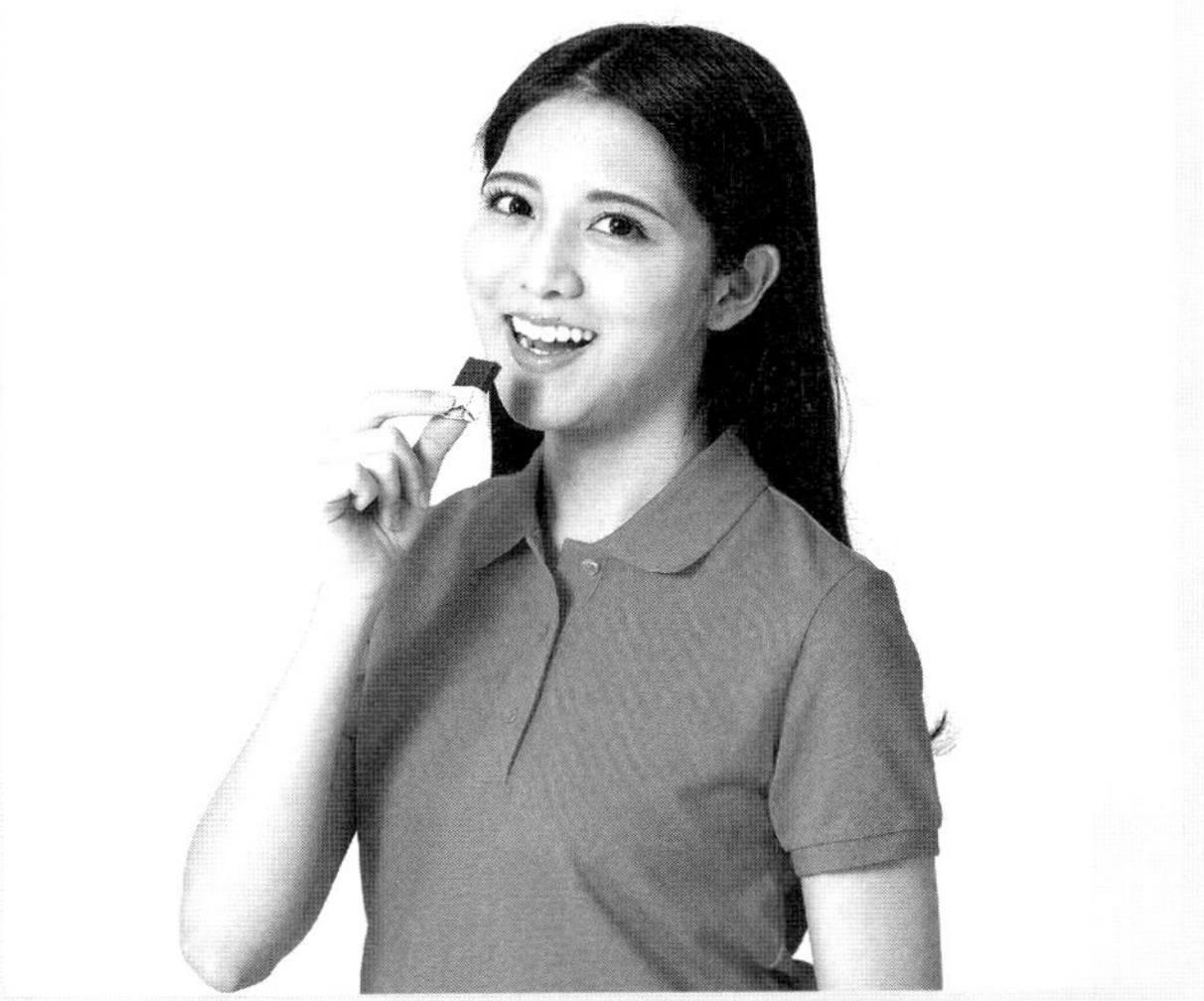

チョコレートの原料であるカカオは、ポリフェノールのエピカテキンが豊富。このエピカテキンが、インスリンの分泌を促すと考えられる。

夕食をとるのが遅くなりがちな人は、夕方と帰宅後の小分け食なら食後血糖値の上昇がゆるやかになる

毎日の食事は、朝・昼・夕の決まった時間にとるのが理想的ですが、会社で働いている人の場合、なかなかそうもいきません。しかし、食事と食事の間隔があき、空腹になったおなかにいきなり食べ物を入れると、食後血糖値が急激に上がりやすく、糖尿病が悪化することがあるので要注意です。

そこで、**糖尿病で夕食をとるのが遅くなりがちな人には、「小分け食」をおすすめします。これは、夕食を2回に分けてとる食事法です。**

具体的には、夕方の帰宅前に野菜と主食を食べ、帰宅後に消化のいいおかずをとります。このように帰宅前に主食を食べておけば（主食の前に野菜を食べる）、夜遅い時間のドカ食いを防げ、食後血糖値の上昇もゆるやかになります。

まず、**帰宅前に食べるものは、コンビニエンスストアでも販売されているサラダやおにぎり**（特に、**食物繊維の多い「スーパー大麦」を使ったおにぎりがおすすめ**）、**サンドイッチがいいでしょう。**先にサラダを食べ切ってから、おにぎり、

夕食を2回に分けてとるといい

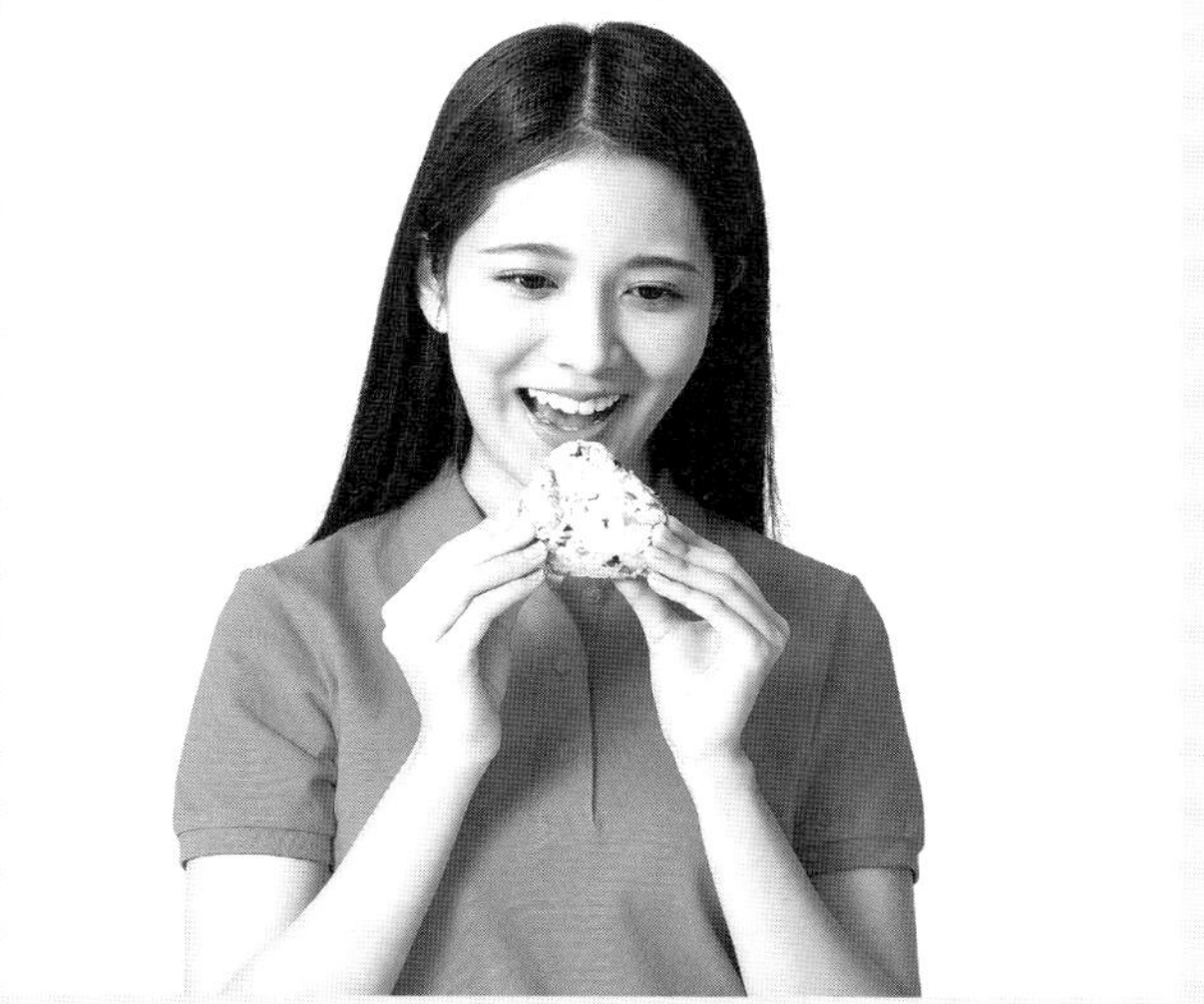

帰宅が遅くなる人は、夕方の帰宅前にサラダと主食をとり、帰宅後におかずを少量とるといい（写真はスーパー大麦を使ったおにぎり）。

あるいはサンドイッチの順に食べます。サラダは、野菜のほかにキノコ類、海藻類、豆類がバランスよく入っているものを選びましょう。

次に、**帰宅後は、たんぱく質のおかずを中心に食べてください。メニューとしては、魚料理（煮魚・焼き魚）、大豆食品（納豆・豆腐・厚揚げ）、卵料理（目玉焼き・オムレツ）がいい**でしょう。肉料理はカロリーが高いので、寝る前はさけてください。ほかにも、サラダ、おひたし、漬け物、みそ汁など糖質の含まれていないものなら食べてもかまいません。

帰宅後の食事は、食べる量を少なめに抑え、主食はいっさい食べないようにします。

なお、血糖降下薬を飲んでいる人が小分け食を行う場合は、主食をとる帰宅前に服薬してください。

糖尿病の人は突然意識を失う「低血糖」も起こしやすく、外出・運動時だけでなく入浴時にも要注意！

糖尿病の人は、さまざまな合併症もさることながら、血糖値が70ミリグラム以下に低下する「低血糖」にも注意しなければなりません。糖尿病になると血糖値が上がるだけでなく、過度の食事制限や激しい運動、血糖降下薬・インスリン注射の間違った使い方によって、血糖値が急激に下がってしまうことがあるのです。

具体的には、次のような場合に低血糖が多発します。

●食事で炭水化物の摂取量が極端に少なくなったとき

●薬を飲んだりインスリン注射を打ったりしたあと、食事時間が遅れたとき

●運動中や運動後。または、食後だいぶたち空腹の状態で運動をしたとき

●薬の服用量、あるいはインスリン注射の使用量が多かったとき

●飲酒後や入浴後（入浴も運動と同様にエネルギーをかなり消費する）

低血糖になると、発汗、頻脈、不安感、手のふるえ、顔色の悪さなどの症状（交感神経症状）が現れ、血糖値が50ミリグラム程度まで下がると、頭痛、目のかすみ、

入浴後に低血糖が起こることもある

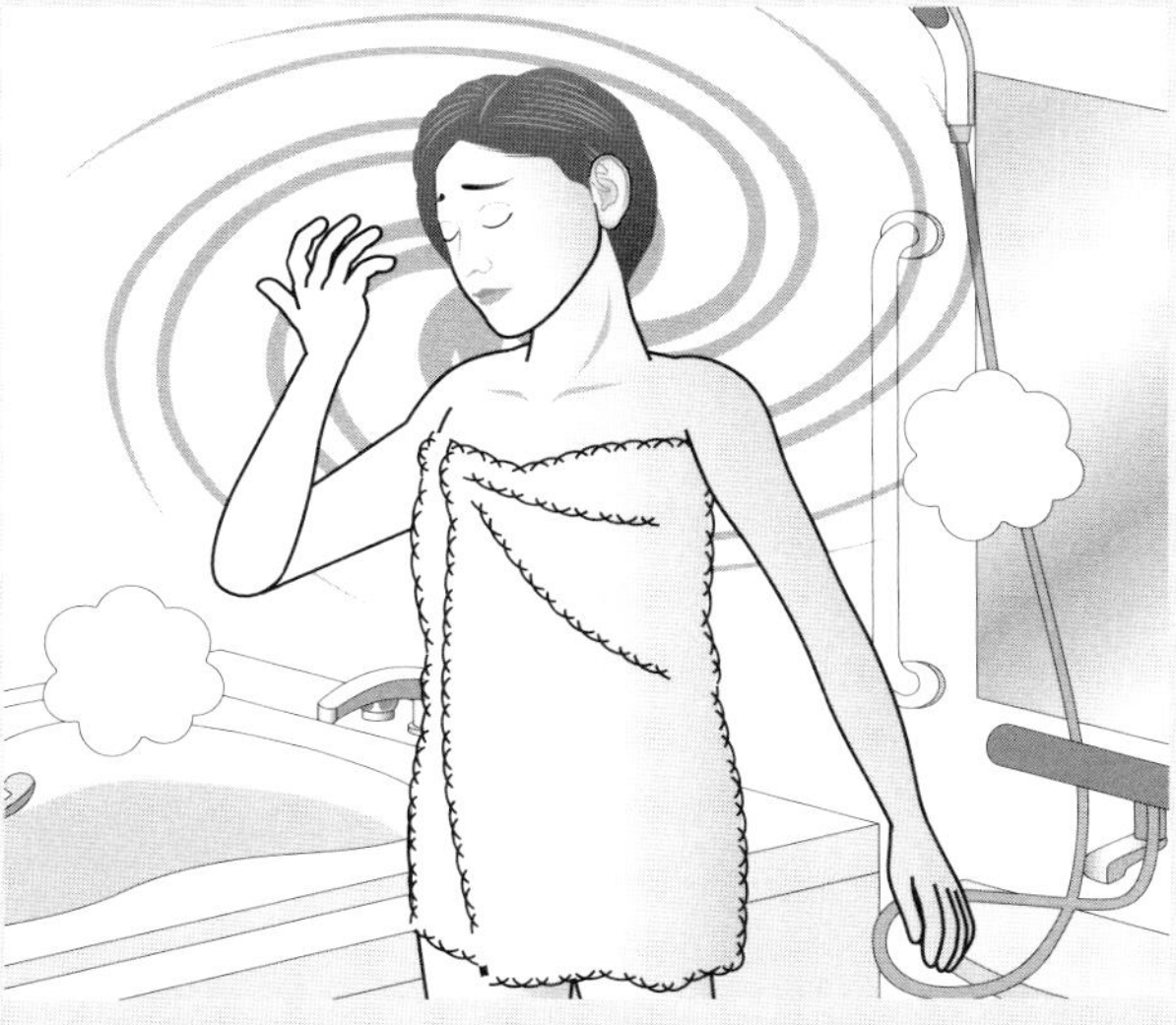

お風呂に入ると、エネルギー消費が促されて低血糖が起こりやすくなる。入浴は食前（空腹時）をさけ、食後にしたほうがいい。

集中力低下、生あくびなどの症状（中枢《ちゅうすう》神経症状）が現れます。さらに、50ミリグラム以下になると重い中枢神経症状が現れ、けいれんが起こったり、昏睡《こんすい》に至ったりします。ここまでひどい低血糖に陥ると、生命に危険が及びかねません。

低血糖が起こったら、すぐにブドウ糖10グラム（砂糖なら20グラム）、またはブドウ糖を含む飲料水150～200ミリリットルを飲んでください。そのあと、15分間くらいは安静にします。

低血糖はいつ起こるかわからないので、**外出のさいは常にブドウ糖やアメを持ち歩くようにしましょう。**

低血糖は、医師の指示どおりに薬を飲んだり、インスリン注射を打ったりしても起こることがあります。低血糖を経験した人は、当時の状況を振り返り、再発しないように気をつけることが大切です。

糖尿病になると血流障害で足の傷や水虫が治りにくくなり「足の異常チェック」「足のケア」が不可欠

糖尿病の重大な合併症の一つに「**神経障害**」があります。神経障害は、血管の衰えによる血流障害で、しびれや痛み、感覚の鈍麻などの症状が現れます。

特に、糖尿病の**神経障害は、体の末端である足に多発します。**足は体重を支え、大きな負担がかかっているので、しびれや感覚の鈍麻があると**無自覚のうちにタコ・ウオノメ・マメ・靴ずれ・水虫・ひび割れ・巻き爪《づめ》・潰瘍《かいよう》などが起こります。さらに、悪化すると壊疽《えそ》（組織や細胞が局所的に死ぬこと）に陥り、足の切断を余儀なくされることも珍しくありません。**

壊疽にならないまでも、足の血流が悪いと栄養や酸素が十分に行き渡らず、傷や水虫ができても、なかなか治らないのでやっかいです。

こうした事態を防ぐためには、「**足の異常チェック**」が不可欠。次《ジペー》の図に足の異常チェックのやり方をまとめたので、これをコピーして日々の足の変化を書き込み、異常をいち早く察知してください。もし、足に明らかな異常が見られる

足の異常チェックのやり方

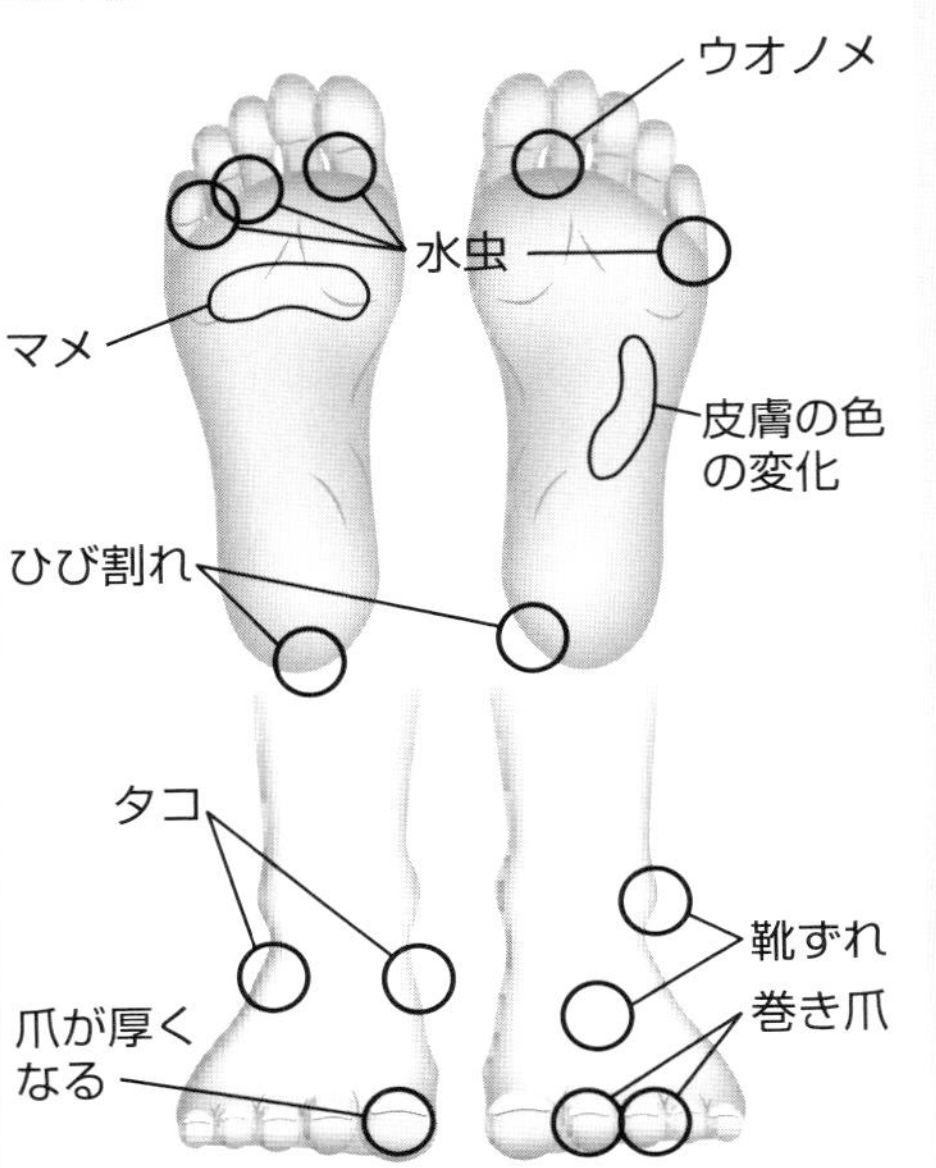

←図の気になる部分を○で囲み、下の当てはまる項目の□に✓点をつける。

□タコ・ウオノメ・マメができている
□靴ずれができている
□水虫ができている
□ひび割れができている
□傷があり、治りにくい
□爪が厚い。巻き爪になる
□皮膚や爪が変色している
□悪臭がする
□足が冷たい。しびれたように痛む
□皮膚感覚が鈍く、痛みを感じにくい

場合は、速やかに医療機関を受診しましょう。

足の異常チェックとともに大切なのが「足のケア」。**足のケアの基本は、①石鹸《せっけん》で足裏から足指の間まで丁寧に洗って清潔にすること、②保湿クリームを塗ること、③爪を切ってヤスリで磨くこと（深爪に気をつけること）です。**

足を保護するためには、靴選びも重要なポイントになります。フィットしない靴は、靴ずれで足が傷つく原因になるため、自分の足に合った靴を選ぶことが肝心です。履いたときに圧迫感がなく、かかとの後ろがこすれない靴が理想的なので確認しましょう。

靴下は、吸湿性のいい木綿やウール素材のものが適しています。はだしで靴を履くと足が傷つく原因になるので、必ず靴下を着用してください。

フットケア外来を受診する

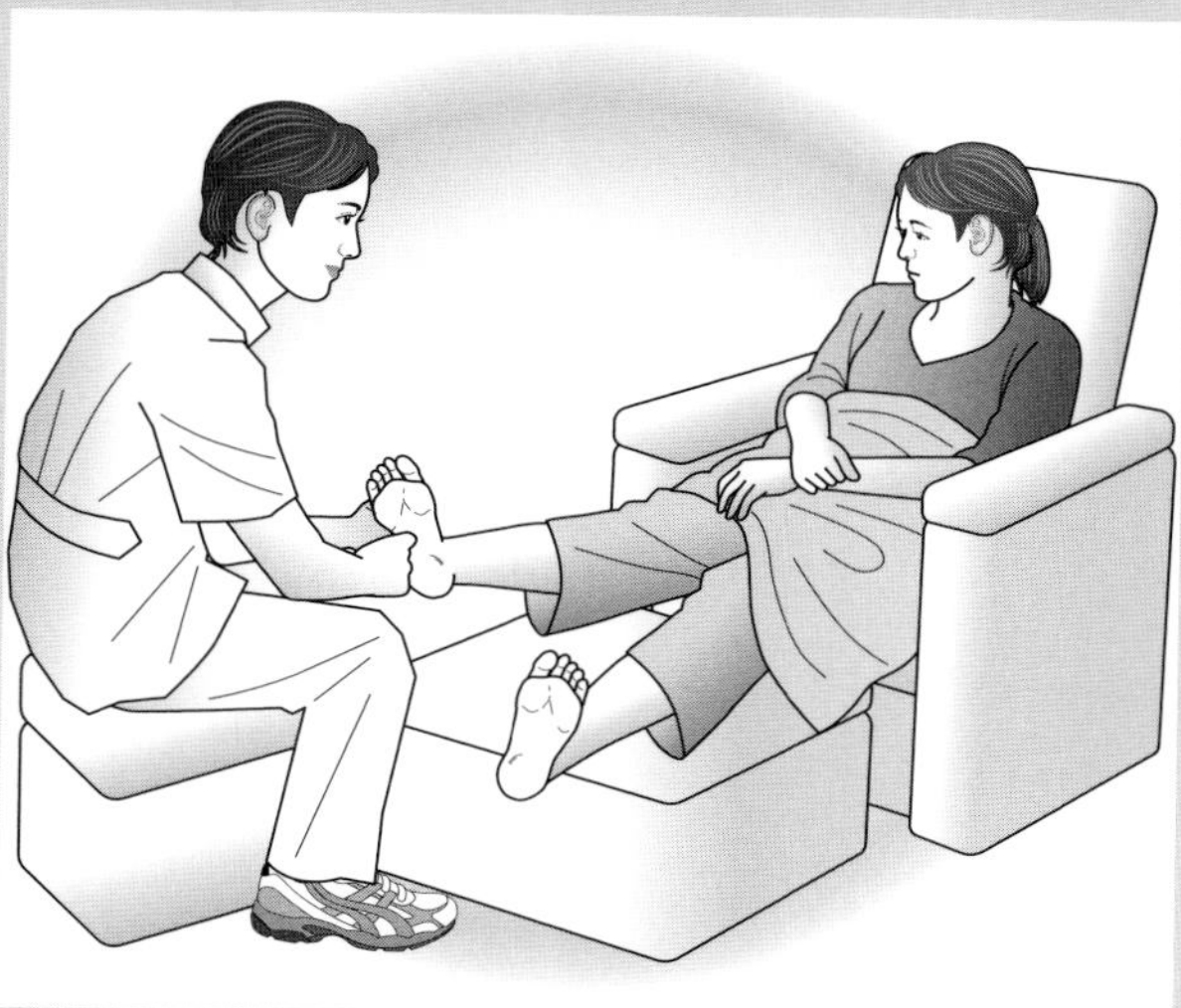

最近はフットケア外来を設けている病院もある。糖尿病による足の異常を専門的にケアしてもらえるほか、日常のセルフケアの指導も受けられる。

足の感覚が鈍い人は、低温ヤケドにも注意しなければなりません。冬などの寒い時期は、使い捨てカイロを直接足に当てないでください。

自分で足のケアを行う自信がない人は、病院の「**フットケア外来**」を受診するといいでしょう。フットケア外来では専門スタッフがケアしてくれるほか、ケアのやり方を指導してもらえます。糖尿病の人は、足の異常の有無に関係なく、一度受診することをおすすめします。

最新治療

第8章

糖尿病は失明・人工透析・足の切断など合併症を起こす病気だが、透析を回避する新薬も登場し最悪の事態を防げる時代になった

自治医科大学名誉教授
練馬光が丘病院名誉院長
川上正舒

健診で血糖値が正常の人も注意！知らぬまに悪化する隠れ糖尿病が見つかる「血糖トレンド検査」

血糖値は、ふだんの食事や運動によって、一日の中で刻一刻と変動（日内変動という）しています。特に糖尿病の初期は、食後血糖値が急上昇しても、食前には正常範囲ギリギリの正常高値まで下がっているケースが少なくありません。

そのため、健康診断での空腹時血糖値の測定では、糖尿病であるにもかかわらず、正常範囲（糖尿病ではない）と判断されてしまうことがあります。これが**「隠れ糖尿病」**です。

隠れ糖尿病かどうかは、医療機関で75グラム経口ブドウ糖負荷試験を受ければわかります。さらに最近では、血糖トレンド（変動）の傾向を見るために、自分で血糖値を測定する血糖自己測定（ＳＭＢＧ）を行うことがすすめられています。起床時、食事の前後、運動の前後、就寝前などに血糖値を測定して記録すれば、ある時点の測定値ではなく、血糖値が一日の中でどのように変動しているかを把握することができ、隠れ糖尿病の早期発見に役立ちます。

血糖値の日内変動の比較

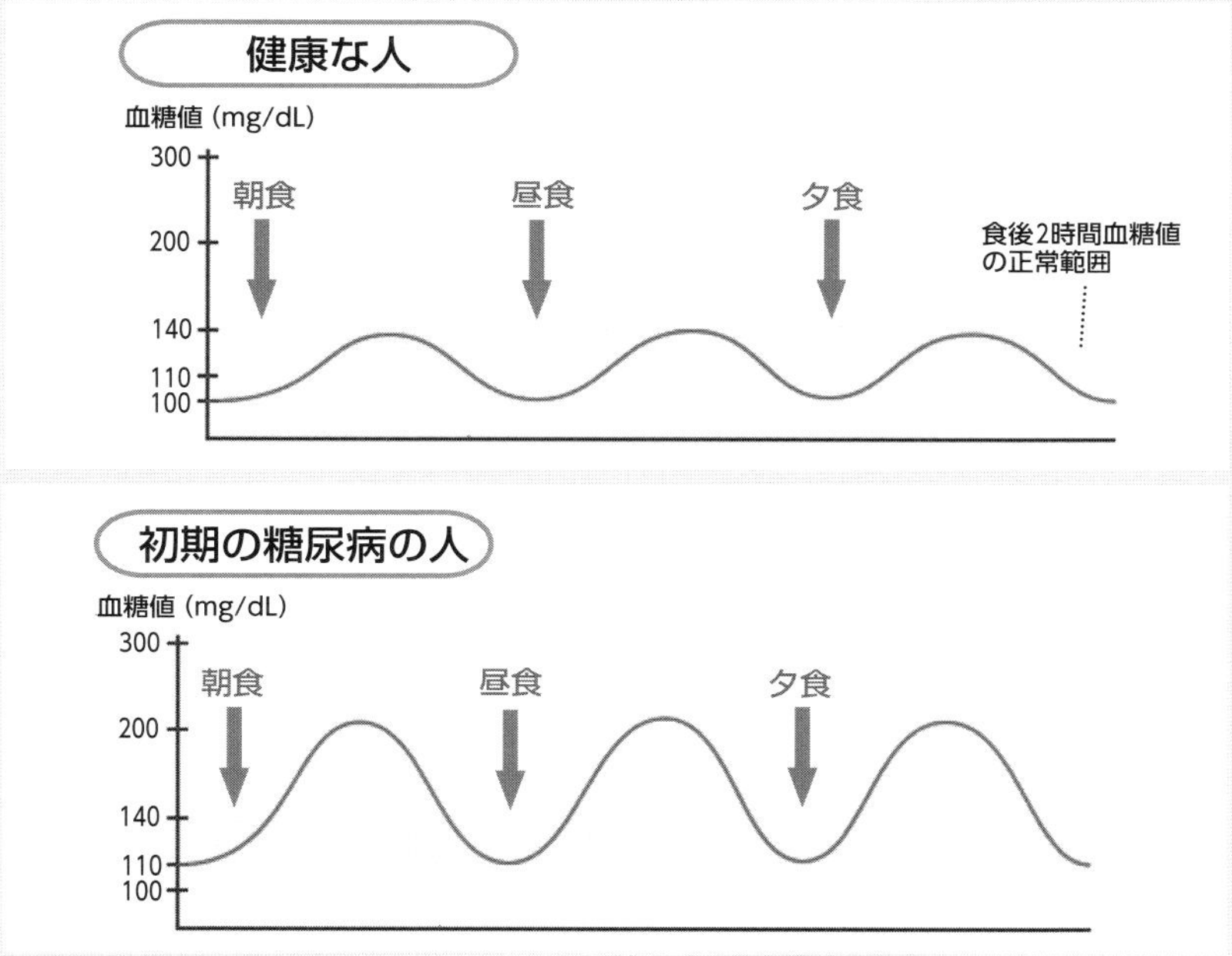

初期の糖尿病の人の多くは、食後に血糖値が急上昇して食後血糖値の正常範囲を超え、ピークに達したあとはおおむね正常範囲ギリギリの正常高値まで下がる。

血糖値を自分で測定する簡易測定器は、さまざまな機種が市販されています。

医療機関で血糖値の日内変動を調べる方法には「持続グルコースモニタリング（CGM）」と「フラッシュグルコースモニタリング（FGM）」があります。どちらも腹部や上腕にセンサーを装着し、皮下の間質液に含まれるブドウ糖の量を測定する検査法で、CGMは3〜10日間連続の測定が、FGMは14日間連続の測定ができます。

糖尿病の人は血糖コントロールに失敗すると合併症を招きやすく「三大合併症の検査」が不可欠

糖尿病が進行すると、さまざまな合併症を引き起こします。とりわけ**目や腎臓《じん》などの細い血管、神経はダメージを受けやすく、糖尿病の三大合併症である糖尿病網膜症、糖尿病性腎症、糖尿病神経障害のリスクが高まります。**三大合併症のほかにも、脳梗塞《こうそく》・脳出血・心筋梗塞・認知症といった寝たきりや死亡を招く重大な病気を引き起こしやすくなります。

糖尿病の人は、血糖値の検査に加え、定期的に合併症の有無や進行度を調べる次のような検査を受けることが大切です。

●糖尿病網膜症の主な検査……眼底検査（眼底カメラで網膜の血管の状態や出血の有無などを調べる）、蛍光眼底造影検査（腕の静脈から蛍光造影剤を注射して眼底写真を撮り、眼底の状態を調べる）、光干渉断層計（ＯＣＴ。網膜の断層画像を撮影する検査で、黄斑浮腫《おうはんふしゅ》など目の黄斑の異常を調べるのに有効）

●糖尿病性腎症の主な検査……アルブミン尿検査（アルブミンというたんぱく質

糖尿病が引き起こす合併症

糖尿病の３大合併症

糖尿病網膜症　糖尿病性腎症　糖尿病神経障害

ほかにも、こんな合併症が起こるおそれがある

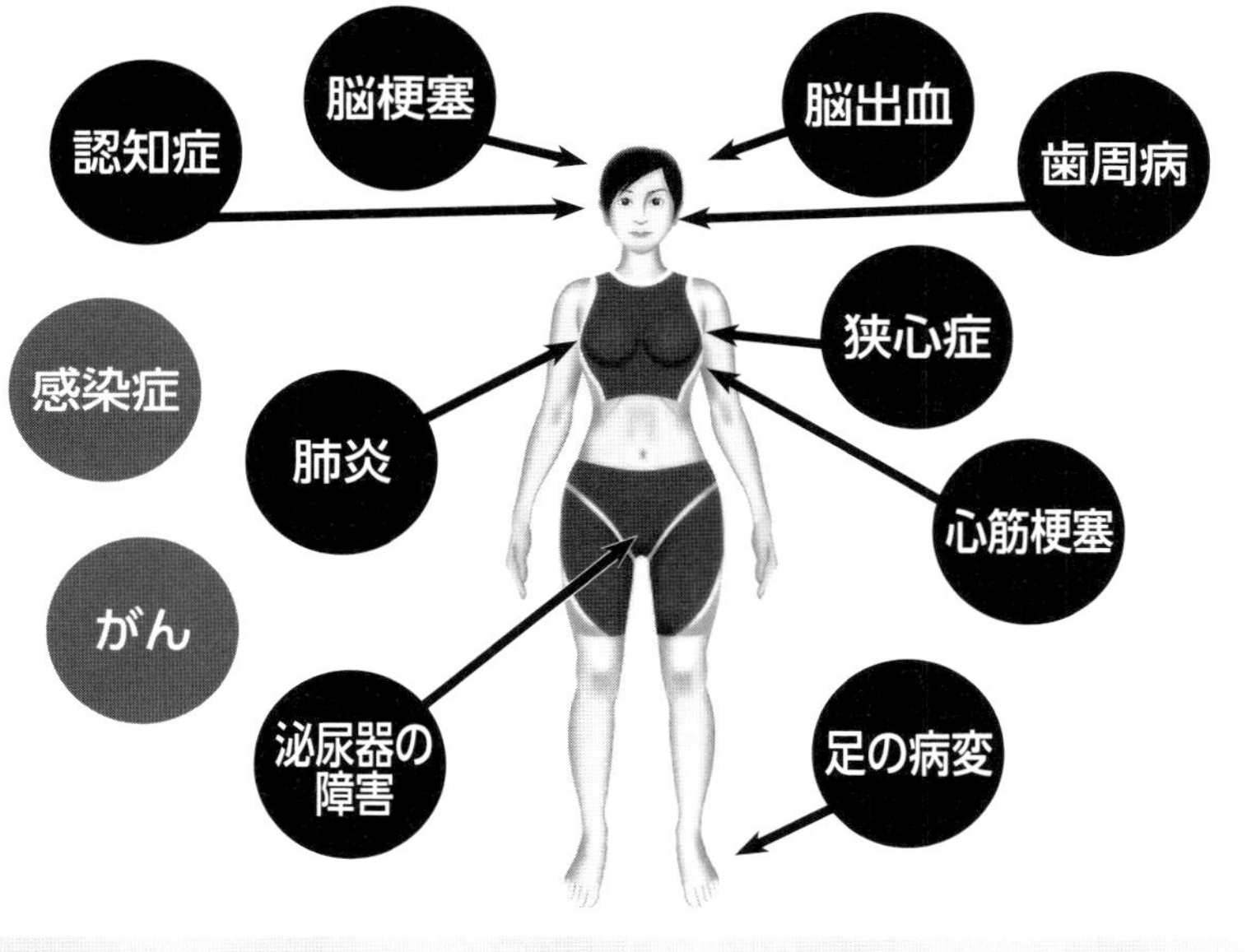

の一種が尿にもれ出ているかどうかを調べる）、血清クレアチニン検査（腎臓の働きが低下すると血液中に増えてくるクレアチニンの量を調べる）

●糖尿病神経障害の主な検査……アキレス腱《けん》反射検査（器具でアキレス腱をたたいて反応を調べる）、振動覚検査（振動を伝える音《おん》叉《さ》をくるぶしに当て、振動を感じる時間を測定）、神経伝導検査（末梢《まつしょう》神経を電気で刺激し、刺激が伝わる速度を測定）

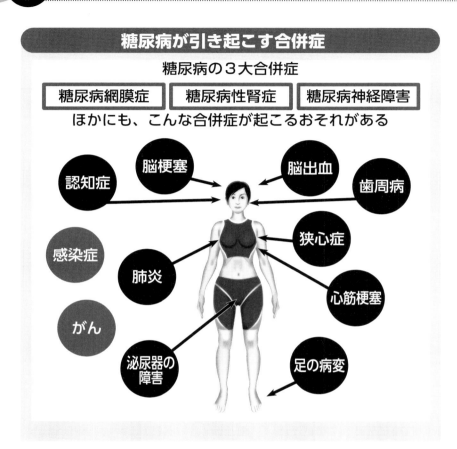

医師から運動・食事指導を受けても長続きしない人は「教育入院」で血糖コントロールに続々成功

薬はきちんと飲んでいても、医師から指導された運動療法や食事療法が正しく実行できず、なかなか血糖値が下がらない人はたくさんいます。そうした糖尿病の患者さんには**「教育入院」**がすすめられます。

教育入院では、医療機関に1～2週間入院し、糖尿病の治療を受けながら、医師、管理栄養士、薬剤師、臨床検査技師、理学療法士などの専門スタッフから糖尿病や治療についての講義や指導を受けます。主なプログラムには、糖尿病の基礎知識や診断、治療法、合併症などについて学ぶ**「糖尿病教室」**、食事療法の内容や方法を覚える**「栄養指導」**、運動療法の効果ややり方を学ぶ**「運動教室」**、治療薬の効果や服薬時の注意点の説明を受ける**「服薬指導」**、足の異常のチェック法やケアのやり方を学ぶ**「フットケア教室」**などがあります。

教育入院の目的は、患者さん自身が糖尿病という病気を正しく理解すること、血糖コントロールの目標を定めて達成する意欲を持つこと、治療を継続する自信

SGLT2阻害薬が血糖値を下げるしくみ

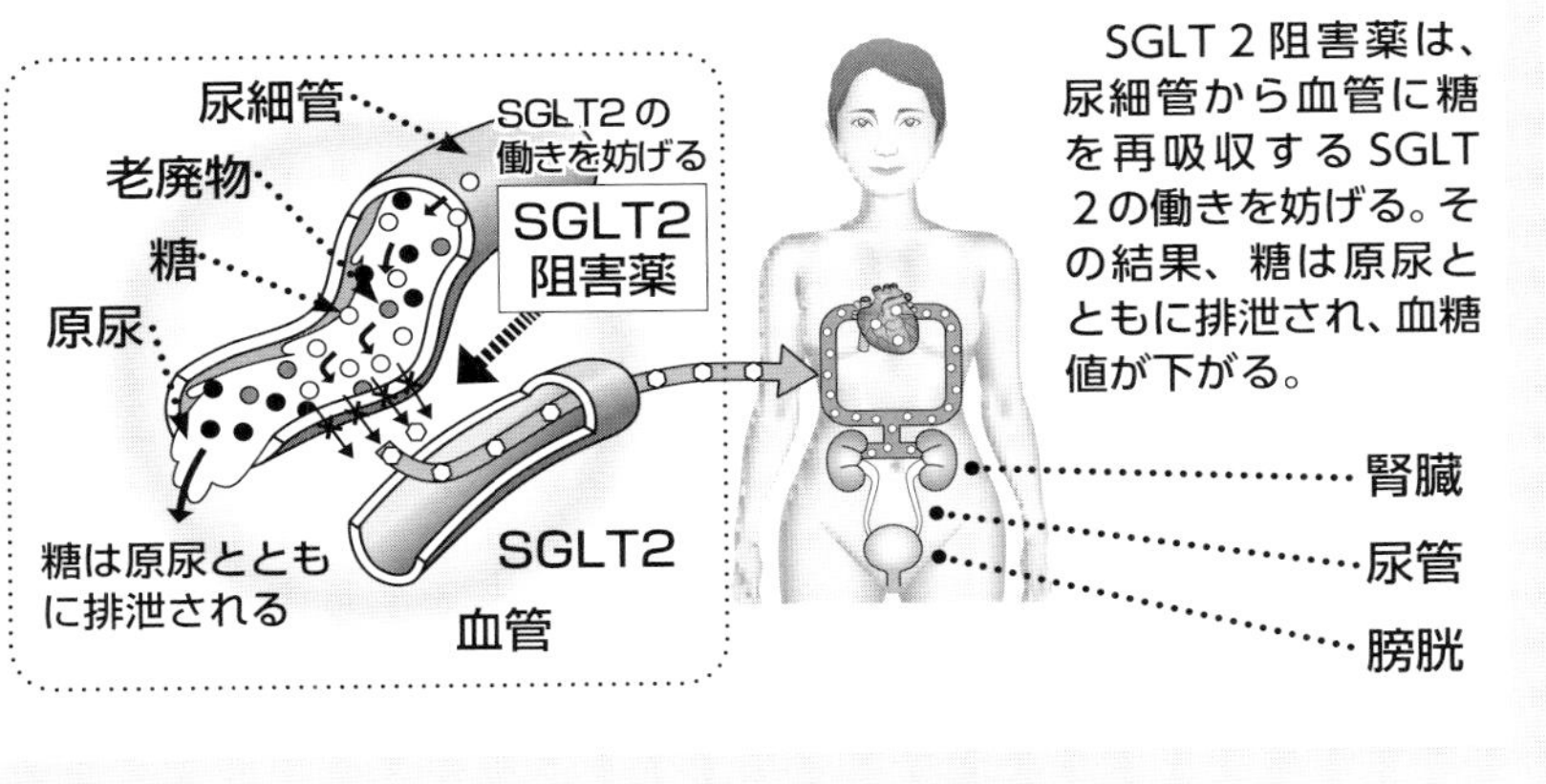

SGLT２阻害薬は、尿細管から血管に糖を再吸収するSGLT２の働きを妨げる。その結果、糖は原尿とともに排泄され、血糖値が下がる。

用した場合には低血糖を起こす危険性が低いという特徴もあります。

一方、腎臓の機能が低下している患者さんは、ＳＧＬＴ２阻害薬を使用しても血糖値の改善効果が得られにくいとされています。ＳＧＬＴ２阻害薬はインスリン療法との併用が可能で１型糖尿病の患者さんに使われるケースもありますが、ケトアシドーシスと呼ばれる代謝異常が起こりやすいことが報告されています。

そのほか、ＳＧＬＴ２阻害薬の副作用として、尿量が増えて体が脱水状態になりやすいことや、排尿のさいに尿といっしょにブドウ糖が排出されるため、尿路感染症や性器感染症が起こりやすくなることがあげられます。ＳＧＬＴ２阻害薬を使う場合は、糖尿病の専門医による十分な説明と指導を受けることが大切です。

インスリン注射は一生続く治療ではなく、異常に高い血糖値も下がり飲み薬への切り替えが十分可能

インスリン療法は、インスリンが分泌《ぶんぴつ》されない1型糖尿病だけでなく、2型糖尿病が進行した患者さんに行われることもあります。

2型糖尿病で血糖値の高い状態が続くと、インスリンを分泌するすい臓のβ《ベータ》細胞が破壊され、インスリンがほとんど分泌されなくなります。こうして1型糖尿病に進行しつつある場合（あるいは進行した場合）には、インスリン製剤を皮下に注射するインスリン療法が検討されます。妊娠中・授乳中の患者さん、重い肝障害や腎《じん》障害などがある患者さんにもインスリン療法が適応になります。

インスリン製剤は、すい臓から分泌されるインスリンと同じ作用のある物質を薬にしたもので、患者さんがこのインスリン製剤が入った注射器を皮下に注射します。1型糖尿病の患者さんには、皮下に留置したチューブから自動的にインスリンを注入するインスリンポンプを使う方法もあります。

健康な人の場合、インスリンが食事と無関係に分泌される「基礎分泌」と、食

インスリンの分泌は回復が望める

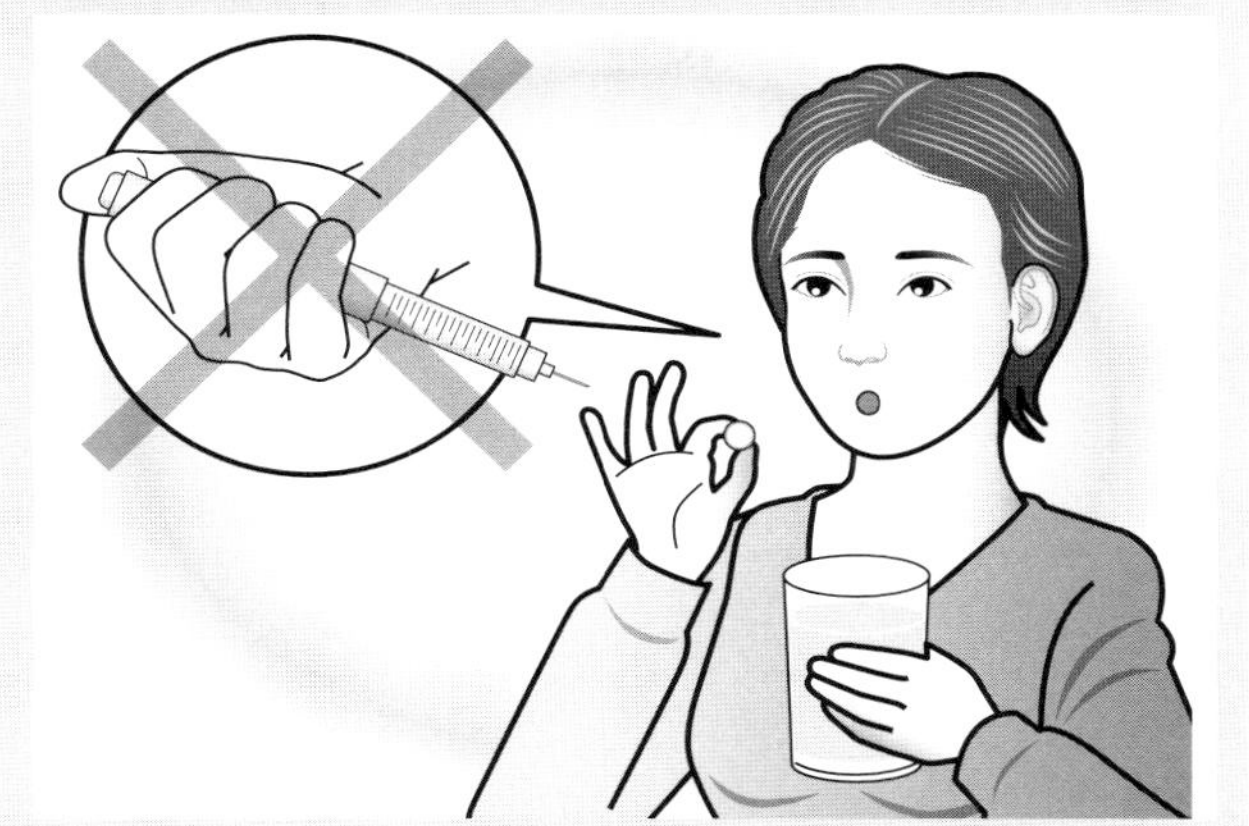

つらいインスリン注射から解放され、飲み薬のみの治療に戻れる人もいる。

後の血糖値の上昇に応じて分泌される「追加分泌」によって血糖値が一定の範囲内に保たれています。インスリン製剤には基礎分泌を補うもの、追加分泌を補うもの、薬が効きはじめる時間、作用の持続する時間などの違いがあります。

インスリン療法を行うさいには、注射の用量や注射のタイミングを適切に実行する必要があり、間違うと低血糖を起こすリスクが高まります。低血糖を防ぐためには、規則正しい生活を心がけ、簡易血糖測定器を使って血糖自己測定（126ページ参照）を行うなど、血糖コントロールの自己管理が重要です。

とはいえ、**2型糖尿病の場合、インスリン療法を必ずしも一生涯続けなければならないというわけではありません。**インスリン療法を続けてインスリンの分泌や作用が改善し、血糖コントロールが上手にできるようになった結果、経口薬（飲み薬）のみの治療に戻れる患者さんもいます。

失明の危険もある糖尿病網膜症は3段階で進行し、初期なら血糖コントロールで改善する人が多い

糖尿病網膜症は、眼球の奥の網膜に張り巡らされた細い毛細血管が、高血糖により障害されて起こります。糖尿病網膜症は、次の3段階で進行します。

●単純網膜症……網膜の毛細血管がもろくなって小さな出血が起こり、出血した血液がたまってシミができます。この段階で自覚症状はほとんどありません。

●増殖前網膜症……毛細血管の狭窄《きょうさく》が進行し、血流が悪化して出血やシミが増えてきます。この段階でも自覚症状が現れることはほとんどありません。

●増殖網膜症……毛細血管が閉塞《へいそく》して血流が途絶え、それを補おうとして新生血管という異常な血管が作られ硝子体《しょうしたい》の中に伸びてくることがありますが、この新生血管は非常にもろく、破れて網膜や硝子体に出血が起こりやすくなります。また、新生血管から血液成分がもれ出てきたり、網膜の表面に膜（増殖膜）を作ったりして、網膜がはがれる網膜剥離《はくり》が起こりやすくなります。硝子体出血や網膜剥離が起こると視力が低下したり視野が欠けたりし、最終的に失明に至

薬物療法で人工透析を予防

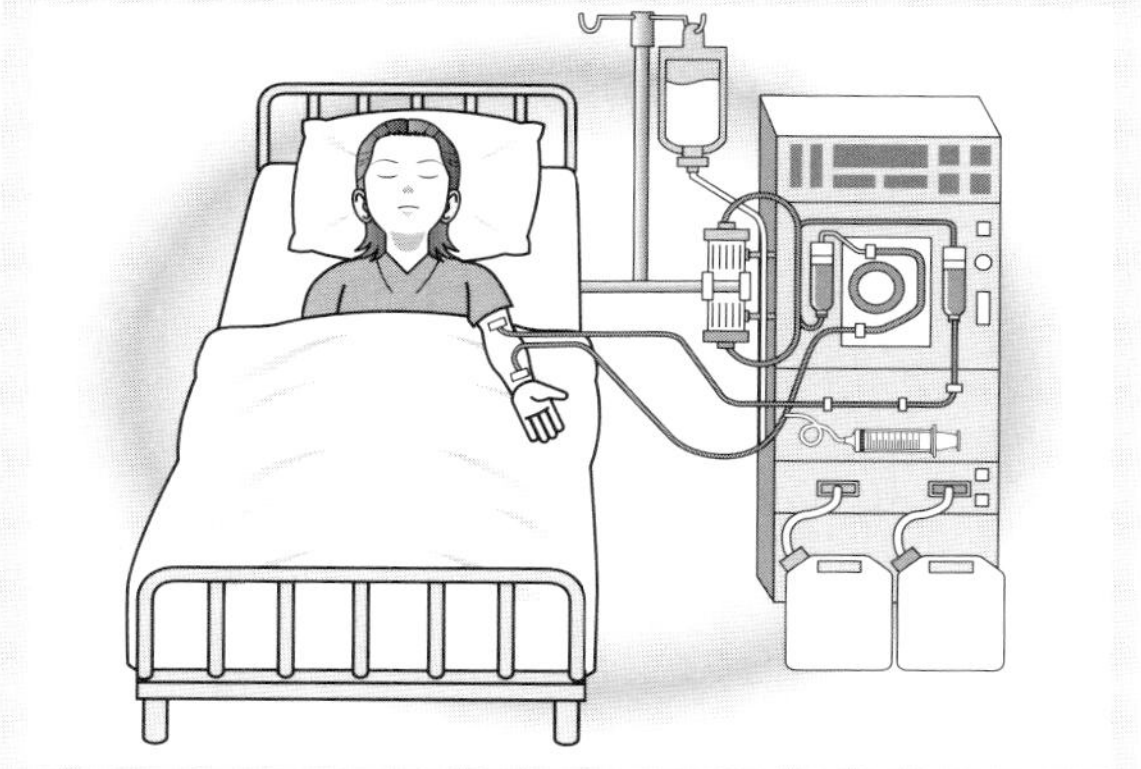

糖尿病性腎症の進行は、治療薬で防ぐことができる（図は透析療法）。

治療薬のＳＧＬＴ２阻害薬は、腎臓に作用して血液中の余分なブドウ糖を尿中に排出させて糸球体の負担を軽減するため、糖尿病性腎症の進行を抑える効果が期待できます。大規模な臨床試験の結果、ＳＧＬＴ２阻害薬には心不全を抑制する作用があることも確認されました。また、ＧＬＰ−１受容体作動薬も、糖尿病性腎症の進行を抑える効果があると報告されています。

食事や運動習慣の見直しも必要です。食べすぎや高塩分・高たんぱくの食事は腎臓に負担をかけるため、糖尿病性腎症がかなり進行した場合には、たんぱく質やカリウムの制限が必要になることもあります。透析療法を始めると運動は制限されますが、それ以前の段階では、適度な運動を続けると腎臓の機能が改善する可能性があるとされています。

また、メタボリックシンドロームや脂質異常症、高尿酸血症などの生活習慣病を合併している場合は、これらの病気の治療も必要です。

糖尿病神経障害は血糖コントロールと足のケアで改善でき、足の切断を回避できる手術も登場

糖尿病神経障害は全身の末梢《まっしょう》神経が壊れる病気で、糖尿病に合併しやすい理由は主に二つあります。一つは、高血糖により末梢の血管が障害されて血流が悪くなり、末梢神経に栄養や酸素が供給できなくなることです。もう一つは、高血糖により末梢神経そのものが変性したり、脱落したりすることです。

末梢神経には感覚神経・運動神経・自律神経があり、冷たい、熱い、痛いといった感覚を感じたり、手足の動きや内臓の働き、体温、発汗などを調節したりする役割を担っています。糖尿病神経障害を発症すると、こうした役割をそれぞれの神経が果たせなくなり、全身にさまざまな症状が現れることになります。

糖尿病神経障害の症状は比較的早い段階から現れやすく、初期に見られるのは、足の指や足の裏のしびれ、足先の痛みや感覚のマヒなどです。目の神経が障害されると**黒目の位置の偏り、**顔面神経が障害されると**口のゆがみ**が起こることもあります。自律神経が障害されると**不整脈、胃もたれ・胸やけ、便秘・下痢《げり》、立ち**

糖尿病神経障害で現れる主な症状

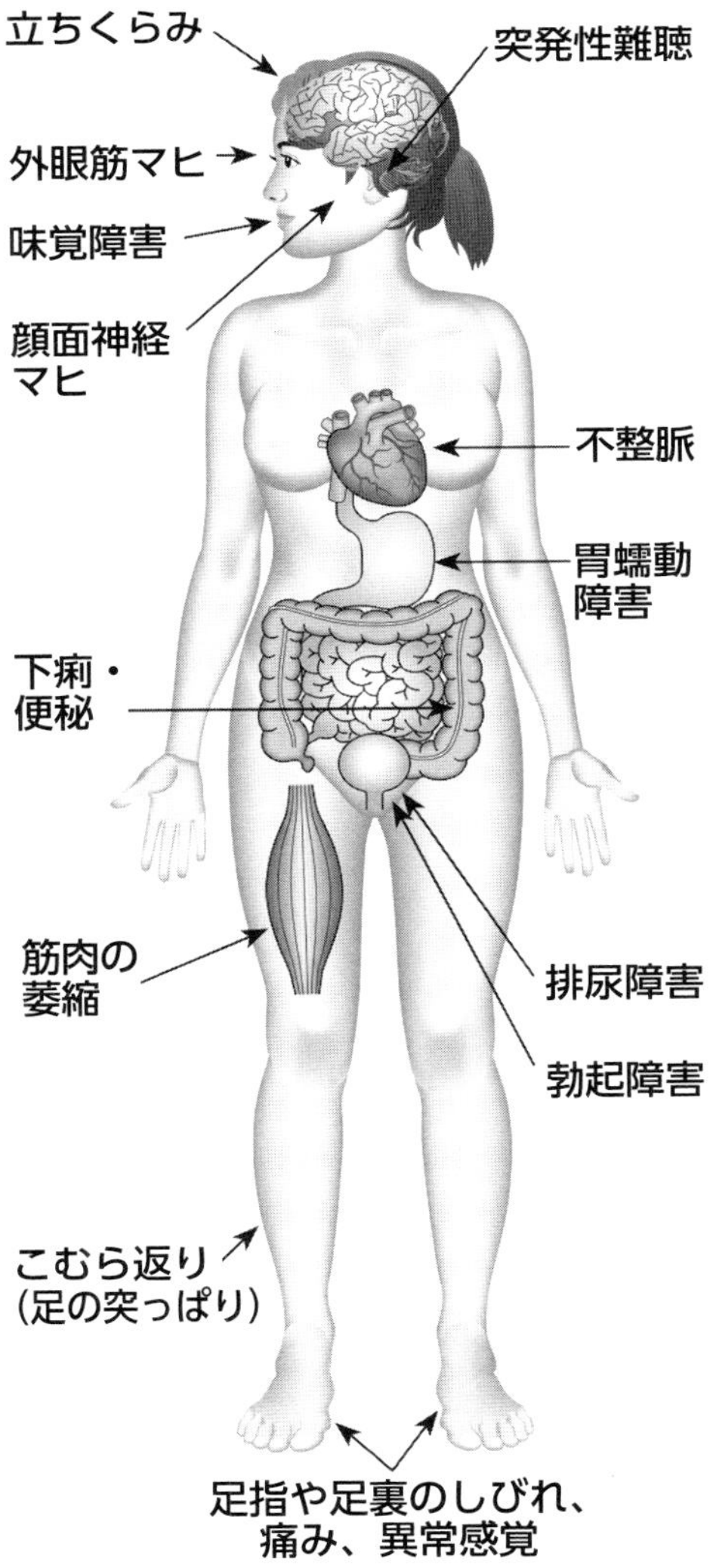

くらみ、排尿障害、発汗異常、勃起《ぼっき》障害などが現れます。

また、糖尿病は狭心症や心筋梗塞《こうそく》を招くリスクを高めますが、神経障害を合併すると狭心症や心筋梗塞のサインである胸の痛みを感じにくくなるため、治療が遅れて命に危険が及ぶことにもなりかねません。

このように、糖尿病神経障害は全身にさまざまな症状を引き起こします。

糖尿病と診断されたら、アキレス腱《けん》反射検査や振動覚検査などを定期的に受けることが大切です。軽症の神経障害なら、血糖値のコントロールやセルフケアで症状を抑えることは可能です。血糖値をコントロールして正常に保ち、神経障害の危険因子である喫煙や飲酒、高血圧や脂質異常症などの管理も必要です。

糖尿病神経障害の症状は多岐にわたるため、さまざまな薬が使われます。例えば、神経障害によるしびれや疼痛《とうつう》に対してはアルドース還元酵素阻害薬などが処方されます。症状に応じて、鎮痛薬や抗うつ薬、抗けいれん薬、抗不整脈薬、降圧薬、胃腸薬などが使われることもあります。

日ごろのフットケアも重要です。糖尿病神経障害が進行すると足の感覚が鈍くなり、足に靴ずれや傷、ヤケド、水虫、タコなどができても気づきにくくなります。高血糖の状態が続くことで、小さな傷から感染症も起こしやすくなります。また、糖尿病があると動脈硬化を起こしやすく、下肢《かし》の動脈硬化（閉塞《へいそく》性動脈硬化症）が進むと血管が狭くなったりつまったりして血流が悪化し、足のしびれや冷え、歩行障害、痛みが現れ、足の傷も治りにくくなります。その結果、足の潰瘍《かいよう》や壊疽《えそ》へと進行し、足や足指を切断しなければならなくなることもあります。

足の壊疽に対しては、従来は切断手術が行われてきましたが、最近では、**足の切**

断を回避できる「インターベンション治療」も一部の医療機関で行われています。これは、狭くなった血管にカテーテルという細い管を通し、その先端に取りつけたバルーン（風船）をふくらませて血管を広げる治療法です。

正しい爪の切り方

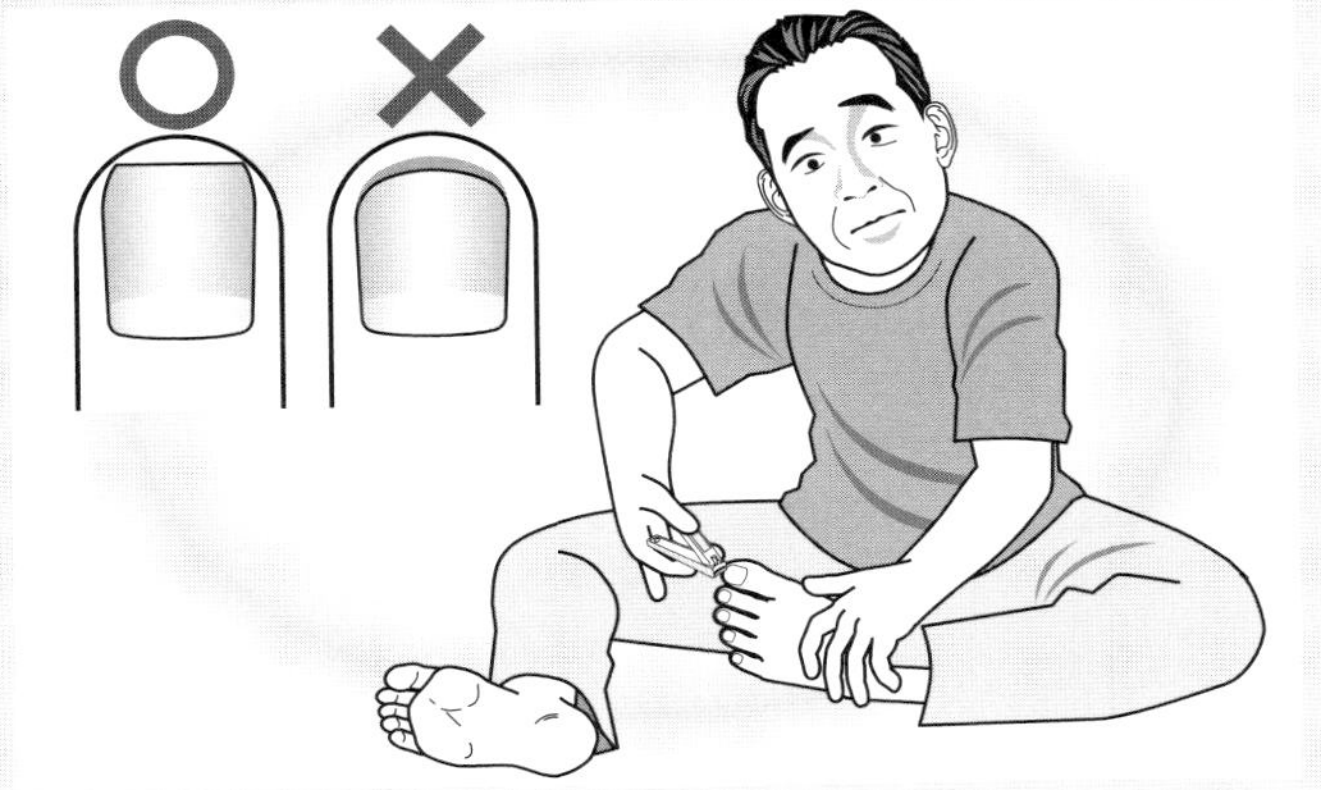

爪は、足指の先と平行になるように一直線に切る。軽くやすりをかけて整える。

動脈の閉塞範囲が比較的広い場合には、血流が悪化した血管の代わりの血管を使って迂《う》回《かい》路を作る「バイパス手術」という治療法もあります。

足の壊疽を防ぐには、足のケアが欠かせません。毎日、足全体を見て触り、傷などの異常がないかどうかチェックすることが大切です。

高血糖は細菌感染も引き起こすため、足を清潔に保つケアも行ってください。足を保護するために靴下をはき、爪《つめ》を切るときには皮膚を傷つけないように注意して、荒れた部分は保湿クリームなどで手入れします。靴は足に合ったものを選び、靴ずれにも注意しましょう。

解説者紹介

掲載順

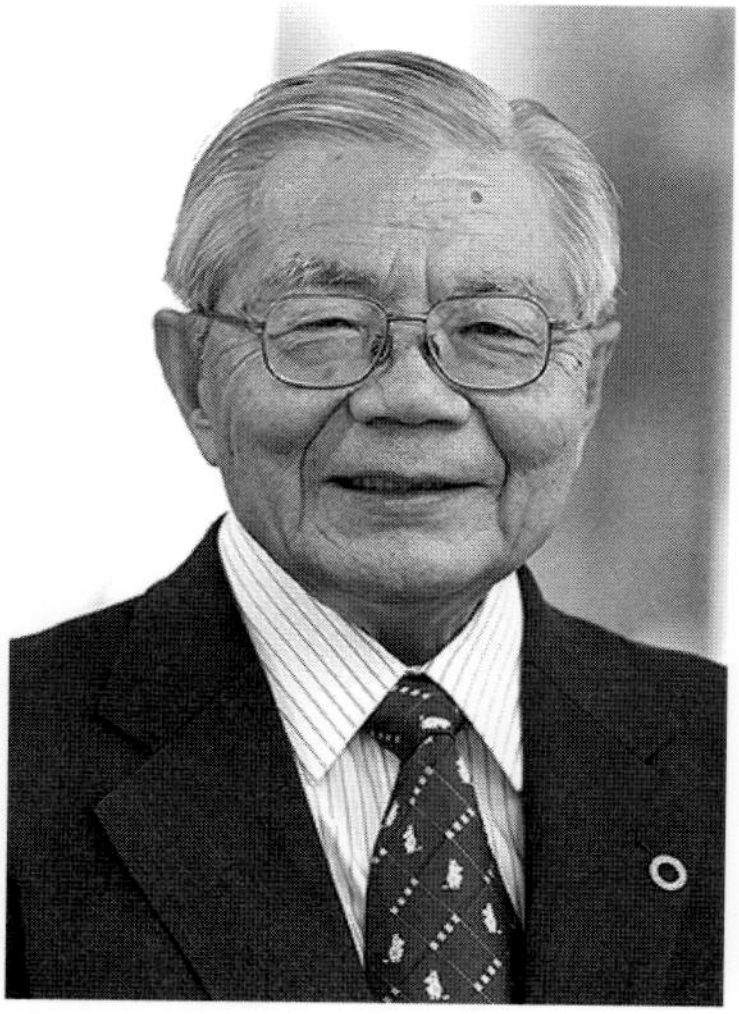

名古屋大学名誉教授・愛知みずほ大学前学長
日本糖尿病学会名誉会員

佐藤《さとう》祐造《ゆうぞう》先生

名古屋大学医学部医学科卒業、同大大学院医学研究科修了（医学博士）。名古屋大学助教授・教授（総合保健体育科学センター・大学院医学系研究科）を経て名誉教授。国際運動生化学会(UNESCO) 会長、日本人間ドック学会会長、日本体質医学会会長、日本学校保健学会会長、日本肥満学会会長、日本臨床スポーツ医学会会長、愛知みずほ大学学長などを歴任。日本糖尿病学会名誉会員(2004～2008 年理事)、日本体力医学会名誉会員、日本臨床スポーツ医学会名誉会員。日本の糖尿病運動療法研究の第一人者で、著書は『糖尿病運動療法指導マニュアル』など多数。

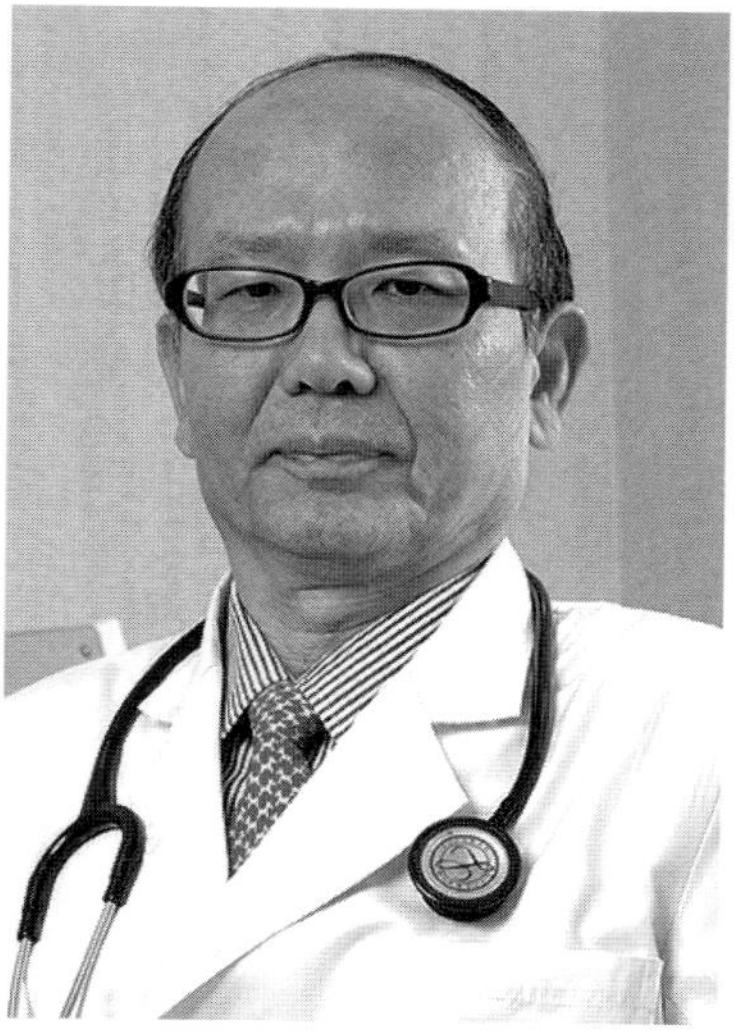

京都府立医科大学客員講師
梶山内科クリニック院長

梶山《かじやま》静夫《しずお》先生

京都府立医科大学卒業。京都府立医科大学助手、明治鍼灸大学内科学教室教授、京都市立病院糖尿病・代謝内科部長を経て梶山内科クリニックを開業し現在、梶山内科クリニック院長、京都府立医科大学客員講師。食べる順番による血糖値の変化に着目した研究から「食べる順番療法」を考案し、日本糖尿病学会からも高い評価を受ける。糖尿病の運動療法にも精力的に取り組む。日本糖尿病学会功労評議員・専門医・指導医、京都府糖尿病医会理事、京都府糖尿病協会顧問、日本病態栄養学会評議員、京都府医師連盟下西地区代表。

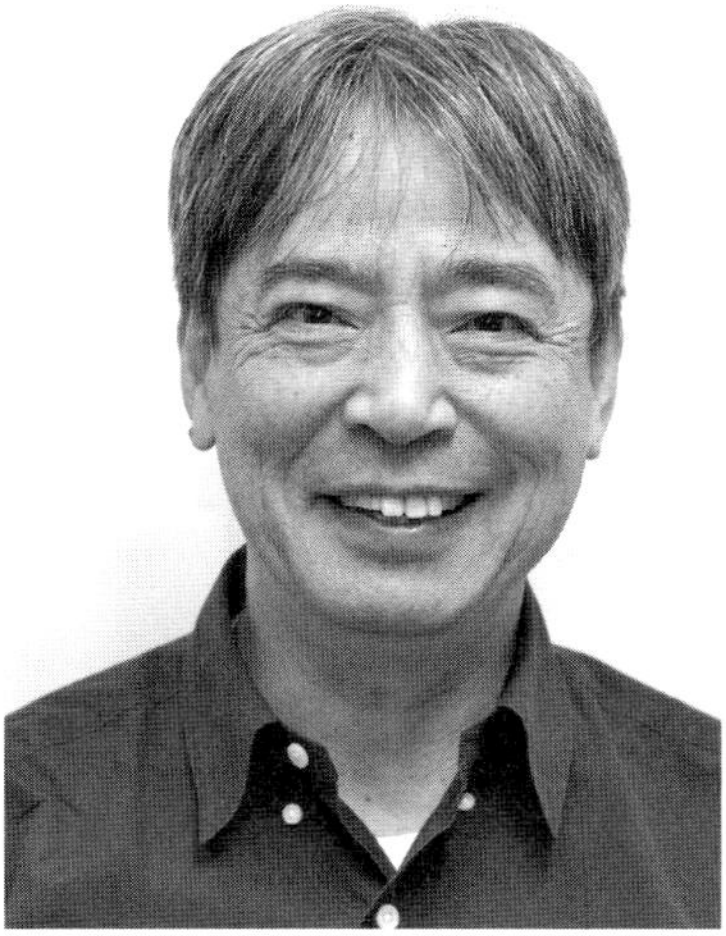

信州大学大学院医学研究科
特任教授

能勢《のせ》　博《ひろし》先生

京都府立医科大学医学部医学科卒業。京都府立医科大学助手・第一生理学教室勤務、米国イエール大学医学部・john B.Pierce 研究所へ博士研究員として留学、京都府立医科大学助教授、信州大学医学部附属加齢適応研究センター・スポーツ医学分野教授、信州大学大学院医学系研究科疾患予防医科学系専攻スポーツ医科学講座教授などを経て現職。考案・提唱した「インターバル速歩」は従来のウォーキングの常識を大きく変えたといわれ、糖尿病・高血糖をはじめ、脂質異常症、メタボリック症候群の運動療法として実践している人が多い。

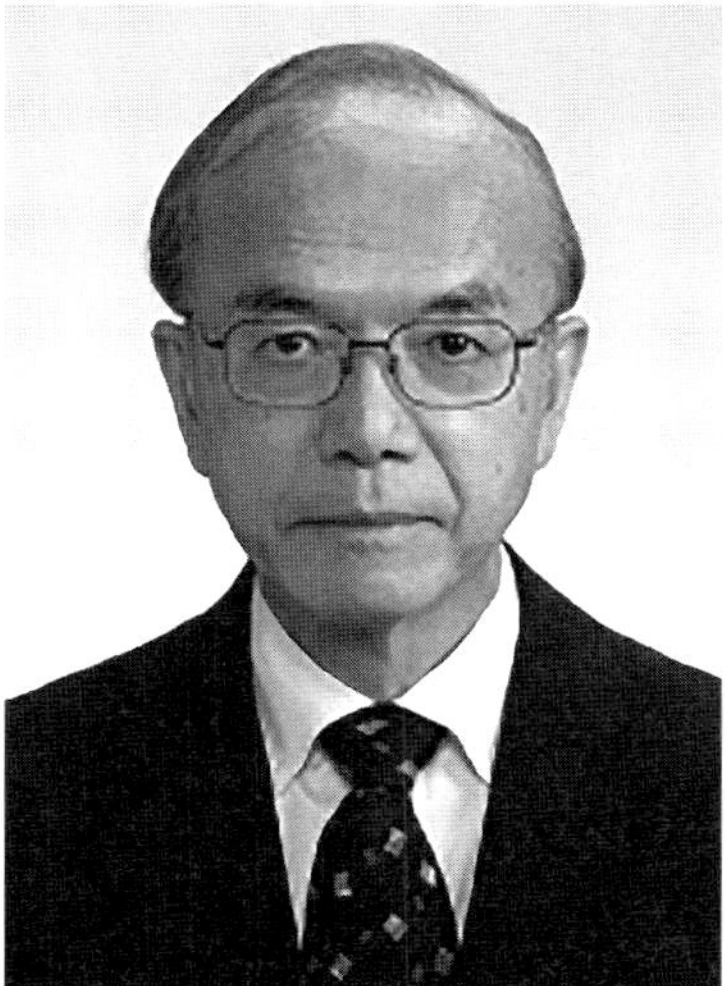

自治医科大学名誉教授
練馬光が丘病院名誉院長

川上《かわかみ》正舒《まさのぶ》先生

東京大学医学部卒業。コロンビア大学、ロックフェラー大学、東京大学医学部附属病院第三内科、国立病院医療センター臨床研究部研究室長、自治医科大学総合医学1助教授、大宮医療センター動脈硬化代謝科科長、自治医科大学附属さいたま医療センター長、地域医療振興協会練馬光が丘病院院長を経て現職。日本糖尿病学会功労評議員・専門医・指導医、日本内科学会功労会員・認定医、日本糖尿病合併症学会幹事、日本内分泌学会功労評議員、日本動脈硬化学会評議員、日本肥満学会評議員、日本病態栄養学会評議員、日本肥満症治療学会特別会員。

おわりに

運動療法というと「ハードルが高い」「体を動かすのが好きでない」「体力的にきつい」「長続きしそうにない」などと敬遠する人も多いと思います。

しかし、**本書で紹介する1分体操なら、若い人はもちろん、体力に自信のない高齢者でも無理なく実行できます。**表紙の「1分体操」を見て、「それなら自分にもできるかもしれない」と思った読者も多いはず。その思いが大切で、やってみれば、高いと感じられた第一関門のハードルを難なくクリアできます。

運動はいったん始めると楽しくなり、血糖値が下がりだすと、やらないではいられなくなります。**実際、私が運動療法を指導した患者さんの多くは、10年20年と運動を実行しつづけ、血糖値を良好に保っています。**

また、精神的なストレスは糖尿病を悪化させる要因の一つですが、運動にはストレスを解消する効果も期待できます。

本書で紹介されている11種の1分体操は、すべて行う必要はありません。11種できる人は全部やればいいし、自分がやりやすい1分体操を2～3種選んで実践するだけでもいいでしょう。

中には**「できれば1種だけ行いたい」という人もいることでしょう。そのよう**

な人には、食後に行う「5秒腰落とし」（スロースクワット）がおすすめです。

食後に5秒腰落としを行えば、食後血糖値の急上昇を抑えることができます。血糖値は一日の中で常に変動していますが、そのピークを示す食後血糖値を抑えれば、血糖値の日内変動を全体的に低く抑えることができるからです。当然、1～2ヵ月の血糖値の平均を示すヘモグロビンA1cも低下していきます。

5秒腰落としに加え「**2歩1呼吸歩き**」も行えば、食後血糖値の急上昇を抑える効果はさらに高まります。糖尿病の改善には食事も重要なので、私が提唱する「**食べる順番療法**」（**野菜ファースト**）もお試しください。

昨今は新型コロナウイルスの影響で外出自粛《じしゅく》が呼びかけられていますが、家でじっとしていると筋肉が衰えるので、人との接触が少ない公園や遊歩道で「**筋トレ歩き**」を行うのもおすすめです。大学病院でも指導される「**らくらく筋トレ**」も行えば、高血糖になりやすい糖尿病体質の根本的な改善にもつながります。

さあ、みなさんも今日から1分体操を始めましょう！

京都府立医科大学客員講師・梶山内科クリニック院長　**梶山靜夫**

糖尿病・高血糖
自力で克服！
糖尿病治療の名医が教える
最新１分体操大全

2021年４月20日　第１刷発行
2023年７月26日　第６刷発行

編集人　小俣孝一
シリーズ企画　飯塚晃敏
編　集　わかさ出版
編集協力　唐澤由理
菅井之生
髙森千織子
和田眞理
装　丁　下村成子
ＤＴＰ　菅井編集事務所
有限会社ビズ
イラスト　デザイン春秋会
撮　影　髙橋昌也（fort）
モデル　石川彩夏
発行人　山本周嗣
発行所　株式会社文響社
〒105-0001　東京都港区虎ノ門２丁目２－５
共同通信会館９階
ホームページ　https://bunkyosha.com
お問い合わせ　info@bunkyosha.com
印刷・製本　中央精版印刷株式会社

ISBN 978-4-86651-362-1

本書は専門家の監修のもと安全性に配慮して編集していますが、本書の内容を実践して万が一体調が悪化する場合は、すぐに中止して医師にご相談ください。また、疾患の状態には個人差があり、本書の内容がすべての人に当てはまるわけではないことをご承知おきのうえご覧ください。